铝神经毒性

铝致认知功能障碍与tau蛋白的联系

路小婷 著

Aluminum Neurotoxicity

The Relationship between Cognitive Impairment
induced by Aluminum and tau Protein

U0196748

化学工业出版社

·北京·

内 容 简 介

铝的神经毒性研究是金属毒理学重要的研究领域。本书是作者及其团队十多年来研究铝神经毒性的总结。全书共分两篇。第一篇主要研究铝与认知功能之间的联系，通过职业人群流行病学和整体动物实验，提示铝可导致认知功能障碍。第二篇主要研究tau蛋白在铝致认知功能障碍中的作用及具体机制，通过职业人群流行病学、整体动物实验和体外细胞实验阐明tau蛋白在铝神经毒性中异常表达，进一步针对tau合成和降解过程的关键因子，深入讨论铝致tau蛋白异常表达的具体机制。

本书阐述了铝与认知功能的紧密联系，以及tau蛋白在铝致认知功能障碍中的重要地位及调控机制，可作为铝神经毒性研究重要参考书籍，也为金属神经毒性研究提供了有益范本。

图书在版编目（CIP）数据

铝神经毒性：铝致认知功能障碍与 tau 蛋白的联系 /
路小婷著.—北京：化学工业出版社，2021.12（2023.1重印）
ISBN 978-7-122-40004-8

Ⅰ．①铝…　Ⅱ．①路…　Ⅲ．①铝–神经毒性–研究
Ⅳ．①R995

中国版本图书馆 CIP 数据核字（2021）第 204341 号

责任编辑：成荣霞　　　　　　　　　　　文字编辑：张瑞霞
责任校对：王　静　　　　　　　　　　　装帧设计：王晓宇

出版发行：化学工业出版社（北京市东城区青年湖南街 13 号　邮政编码 100011）
印　　装：北京捷迅佳彩印刷有限公司
710mm×1000mm　1/16　印张 10¼　字数 196 千字　2023 年 1 月北京第 1 版第 2 次印刷

购书咨询：010-64518888　　　　　　　　　售后服务：010-64518899
网　　址：http://www.cip.com.cn
凡购买本书，如有缺损质量问题，本社销售中心负责调换。

定　　价：88.00 元　　　　　　　　　　　　　　　版权所有　违者必究

　　铝（aluminium）的命名源自拉丁文 Alumen，"明矾"的意思，从1746年，德国科学家波特用明矾制得氧化铝，之后1825年丹麦科学家奥斯特用钾还原氧化铝得到少量金属铝，到1888年，美国匹兹堡建立第一家电解铝厂，铝生产进入了一个新阶段。由于资源丰富，性能良好，用途广泛，铝工业近几年发展非常迅速，其产量已跃居有色金属首位，是仅次于钢铁的第二大金属材料。长期以来铝被认为是一种毒性很低的金属，而且具有清洁、减重、环保、可循环利用和便于加工等特点，被广泛运用于汽车、航天、军工等领域。我国电解铝产量近几年均居世界铝产量第一位，据统计，截至2020年底，我国电解铝建成产能达4210万吨，同比增加9.29%。上述数据提示我们，随着铝生产规模大幅度地扩大，职业性铝接触人群在不断增多。而且铝及其制品的广泛应用，使得人们在日常生活中通过饮水、食物、药物摄入的铝量也在不断增加。我国不仅是铝生产大国，更是全球最大的铝消费国，因此铝的安全性问题越来越受到关注。

　　从1886年 Siem 首先报道铝的神经毒性至今，已有不少研究表明铝对神经系统具有毒性作用。大量的动物实验和人群流行病学均显示铝可影响认知功能，尤以记忆功能的损害最为明显，且存在剂量反应关系。课题组的先期人群研究结果也提示长期铝接触可引起工人的认知功能障碍，并可引起轻度认知功能障碍（mild cognitive impairment，MCI）的高发。

　　轻度认知功能障碍是介于正常衰老和痴呆之间的一种认知缺损状态。铝的神经毒性无论从动物实验还是人群研究均显示对认知功能的损害，提示铝与 MCI 的发生密切相关。

　　随着全世界逐渐步入老龄化社会，尤其我国居民期望寿命大幅增加，人口老龄化趋势明显加快。老年性痴呆——阿尔茨海默病（Alzheimer's disease，AD）的发病呈现出较快的增长趋势，由于中晚期 AD 的治疗效果不佳，研究的注意力已经开始转向早期诊断和早期干预。MCI 于1996年被美国著名精神科专家 Petersen 正式命名，现已被公认为是"痴呆的前期状态"。MCI 表现在记忆力减退与年龄的不相称，但没有达到 AD 的标准，它常常是 AD 发病的预警信号，是进行预防性干预的最佳阶段。如果能够早期发现和监护，并在此阶段进行干预，减少 MCI 发展为 AD 的可能，对 AD 的预防有重要意义，因此，对 MCI 的早期生物标志物的监测就尤其重要。

　　tau 蛋白是一种微管相关蛋白，定位于 17 号染色体，存在于神经元轴突。中枢神经系统和外周神经系统都存在 tau 蛋白，中枢神经系统的 tau 蛋白分子量主要是 45~60kDa。正常成人每摩尔 tau 蛋白中含磷量为 2~3mol。AD 患者脑的 tau 蛋白被异常高度磷酸化，每摩尔 tau 蛋白中含磷量是正常 tau 蛋白含磷量的 4~8 倍。tau 蛋白的异常磷酸化是形成神经纤维缠结(neurofibrillary tangle，NFT)的关键步骤，是 AD 神经元退行性变的基础。过度的磷酸化 tau 蛋白不仅使自身与微管结合蛋白的结合能力下降，而且这种异常的 tau 蛋白还与微管蛋白竞争性地结合正常的微管结合蛋白，从而使微管解聚。微管系统的解聚影响了轴浆的运输，进而造成神经元的变性，最终引起 AD 等神经系统病变的发生。磷酸化 tau 蛋白不仅可作为认知功能障碍早期诊断的生物标志物，而且可以监测疾病的进展，预测轻度认知功能障碍进展为 AD 的可能性。

　　tau 蛋白磷酸化程度是体内多种蛋白激酶的磷酸化和蛋白磷酸酶脱磷酸化两种作用平衡的结果，tau 蛋白的磷酸化和脱磷酸化间平衡是维持微管稳定性的关键调控因素，所以蛋白激酶和蛋白磷酸酶的平衡紊乱可能是导致 tau 蛋白异常过度磷酸化的重要原因。

　　另外，蛋白酶体降解通路的调控对 tau 蛋白的异常磷酸化也是非常关键的环节。在正常生理条件下，细胞内可溶性 tau 蛋白主要由泛素-蛋白酶体途径(ubiquitin-proteasome pathway，UPP)降解，磷酸化的 tau 蛋白通过泛素连接酶 E3 被泛素化后进入经典的 UPS(泛素-蛋白酶体系统)降解方式。UPP 的主要生物学功能是有效地调节细胞内蛋白水平，降解胞质和胞核内受损、错误折叠和突变的蛋白，从而确保细胞内蛋白的质量，维持细胞的正常生理状态及功能。当细胞内 tau 蛋白的降解发生障碍，tau 蛋白会发生异常磷酸化聚集形成 NFTs。那么铝是否可以调控泛素-蛋白酶体途径使 tau 蛋白降解发生异常，从而导致 tau 蛋白异常磷酸化的发生？

　　本书以笔者 10 多年的科学研究结果为基础，在多项国家自然科学基金资助下，研究了职业铝暴露对工人认知功能和 tau 蛋白表达变化的影响，阐明 tau 蛋白在铝致职业铝作业工人认知功能障碍中的作用。在职业人群流行病学研究基础上，通过整体动物实验和体外细胞实验建立铝神经毒性实验模型，深入讨论了铝致 tau 蛋白异常磷酸化从而引起认知功能障碍的这一疾病过程。

鉴于此，笔者在从事十余年铝神经毒性研究工作的基础上，将自己及研究团队的科研成果总结成书，期望能对铝神经毒性和老年性疾病的预防起到一定的作用。本书的研究成果在国家自然科学基金（81001241 和 81472959）资助下完成。笔者对铝神经毒性的研究始于博士课题，在此向恩师牛侨教授表达深深的谢意，感谢恩师多年的悉心教导和辛勤栽培。本书的完成建立在笔者研究团队集体智慧的基础上，感谢参与研究并付出辛勤劳动的研究生们，感谢给予帮助的师长、同事和朋友。由于笔者自身研究水平和科研能力所限，书中疏漏之处在所难免，恳请各位读者、专家提出宝贵意见，批评指正。

路小婷
2021 年 4 月

目录
CONTENTS

第一篇
铝致认知功能
障碍的研究

第一篇

铝致认知功能障碍的研究

第 1 章

铝致轻度认知功能障碍的研究进展

铝（aluminium，Al）的命名源自拉丁文 Alumen，"明矾"的意思，1825 年由丹麦化学家奥斯特发现，其是地壳中蕴藏量最高的金属，约占地壳总质量的 8%。在金属品种中，仅次于钢铁，为第二大类金属。长期以来铝被认为是一种毒性很低的金属，而且具有清洁、减重、环保、可循环利用和便于加工等特点，被广泛运用于汽车、航天、军工等领域。我国不仅是铝生产大国，更是全球最大的铝消费国。因此铝的安全性问题越来越受到关注。

从 1886 年 Siem 首先报道铝的神经毒性至今，已有不少研究表明铝对神经系统具有毒性作用。大量的动物实验和人群流行病学均显示铝可影响认知功能，尤以记忆功能的损害最为明显，且存在剂量反应关系。而记忆障碍是轻度认知功能障碍（mild cognitive impairment，MCI）最基本和最主要的特征。MCI 引起的认知下降往往超出相应的年龄预期，多发生于痴呆症前期，每年大约有 10% 以上进展为临床上可诊断的痴呆[1]。痴呆会给个人和社会造成重大负担，考虑到痴呆的不可逆转，针对其前期阶段进行早期预防和干预十分必要。本节将从铝在体内的过程、轻度认知功能障碍、铝致轻度认知功能障碍的生物学机制三方面概述铝与轻度认知功能障碍的研究进展。

1.1 铝在体内的过程及神经毒性

1.1.1 铝的吸收

铝是地球上含量最丰富的金属元素，在地壳化学元素中排名第三，是一种人体非必需元素。人类接触铝的途径可概括为职业性接触、医院性接触和生活性接触3个方面。职业性铝是指铝的生产加工、冶炼、熔炼等，主要污染物是铝的烟尘，暴露对象是铝作业工人。有研究显示，在职业铝暴露的作业环境中，工人在8h的轮班中可以吸入铝30mg。医源性接触主要是透析治疗的病人，其次是服用含铝药物的病人。对普通人群主要是生活性接触。生活性接触包括食物、饮水、空气和铝制餐具、容器等。除了职业人群接触浓度较高，普通人群的每日摄入主要是口服，平均为30~50mg。欧洲食品安全局（European Food Safety Authority，EFSA）建议食源性铝摄入量为每周少于1mg/kg体重，世界卫生组织建议成人（70kg体重）每天摄入少于20mg的铝。

人体对铝的吸收主要通过呼吸道和消化道。铝的吸收率很低，多数认为摄入机体的铝吸收率不足1%。铝在机体肠道中的吸收主要取决于2个方面：消化道酸度和相关化合物的形态。柠檬酸、麦芽酚、甲状旁腺激素、维生素D能促进铝的吸收，而磷酸盐、铁、氟则具有降低铝的生物利用率的作用。当含铝的食品或药物进入消化道后，其摄入量的98%以上经粪便排出，其余的1%~2%被吸收。其吸收部位主要在胃及十二指肠的酸性环境中，吸收时常是可溶性形式，其吸收的量主要取决于离子化程度及胃内pH值。胃内的环境为铝化合物提供了离子化作用，如氢氧化铝及其凝胶在胃内pH值从6.5变化到5.5时其溶解度增加10000倍，从而有利于铝的吸收，其吸收率约0.3%~0.5%。

1.1.2 铝的分布及排出

无论以何种途径进入体内，铝都会以可溶的形式进入血流。对铝的研究表明，进入血液的铝中约有2%会在体内保留多年。Priest等[2]在受试者血液中注射含铝柠檬酸盐，显示进入血液的铝在注射1h后有99%存在于血浆中，其中80%与转铁蛋白结合。之后随着组织液交换，分布在身体各处，沉积在组织或器官。一部分铝沉积在骨骼，骨骼是铝在体内长期滞留的储存库；一些铝可以穿过血脑屏障沉积在大脑，由于脑细胞更新较慢，铝可能在脑中持续积累。被吸收进入血液的铝离子，主要与白蛋白、运铁蛋白结合，没有结合的铝很快分布到各组织、器官中去。有学者将兔子暴露在0.56mg Al/m³的环境中超过5个月，发现与对照组相比其肺中铝的积累增加了15.8倍，大脑增加了2.5倍，肾脏增加了1.65倍[3]。据估计，大约3%的铝从肺中被吸收到血液中[4]。

吸收入体内的铝，大部分由肾脏排出体外，正常尿铝浓度仅0.56μmol/L（15μg/L），正常人在通常条件下，肾脏可排出所吸收的全部铝，但当大量口服铝或胃肠道外长期给予铝时，部分被吸收的铝则蓄积在体内。有人报告长期接触铝焊烟的工人，工作20年尿铝可高达11.12μmol/L，吸入焊烟6个月后停止两周，尿铝量下降到吸入焊烟时的10%~20%。长期静脉滴注含铝营养液的病人，换用无铝液后，最初几天血浆及尿铝含量下降，以后可高出正常含量 2 年。胆汁和乳汁均可排出少量铝。

1.1.3 铝的神经毒性

神经细胞对铝最敏感，易在脑中蓄积，可致认知功能下降，甚至引起神经退行性疾病等，铝暴露所致的神经系统损害是全球性公共卫生问题之一。因此铝的神经毒性是铝毒性中最显著也是最受关注的一类。1976 年 Alfrey 首次提出透析性脑病与铝中毒有确切关系的论断。在之后的研究中发现，阿尔茨海默病（Alzheimer's disease，AD）、痴呆症和认知障碍与当地饮用水含铝的水平偏高呈正相关。在 13 篇发表的关于饮用水和 AD 的流行病学研究中，有 9 项显示了有统计学意义的积极关系。关于铝神经毒性的流行病学资料自 20 世纪 90 年代以来颇多，国外研究显示，职业性吸入铝尘会导致工人体内铝负荷增大致神经元退行性改变。1992 年 Wihet 等报道铝作业工人出现神经性症候群，至 1997 年，国内报道铝熔铸工人的注意力、视感知记忆力和手运动协调能力下降，最慢反应时间、视觉保留时间延长[5]。近几年的研究表明，长期职业性铝接触损害中青年的记忆能力[6]，导致职业人群认知功能障碍。职业铝接触对工人的认知功能特别是记忆能力有损伤[7]。职业性高水平铝接触降低工人协调能力、减慢反应速度[8]。另外，Shen 等[9]的研究也表明，土壤铝含量与人群 AD 死亡率呈正相关。除此之外，王宜凤等[10]采用病例对照研究的结果显示，饮食中铝的摄入可能增加患 AD 的风险。流行病学调查表明，铝具有中枢神经毒性，导致接触者出现认知功能障碍。Exley 等[11]在 2014 年病例报告中第一个全面而明确地提出，在职业接触铝后，被诊断患有 AD 的个体脑铝含量显著升高，表明铝在神经系统疾病病因学中是不可忽视的因素。Wang 等的 Meta 分析也显示，慢性铝暴露与患 AD 风险增加相关。上述流行病学调查均提示接触铝会产生类似痴呆的神经退行性病变[12]，导致 MCI[13]。

1.2 轻度认知功能障碍

认知是机体认识和获取知识的智能加工过程，涉及学习、记忆、语言、思维、精神、情感等一系列行为。认知功能障碍是指认知功能一方面或多方面的损害，包括记忆、计算、定向、执行能力、语言理解和表达及应用等方面过程效率的降低或功能的受损，认知涉及记忆、语言、直觉、判断力、学习能力等大脑功能。认知功能障碍的范围从轻度认知功能障碍（如记忆能力下降、不影响日常生活的异常心理状态）到对正常活动和关系造成损害的痴呆。由于人口预期寿命的增加，认知功能障碍对人类健康的威胁日趋严重，已经成为继心血管病、肿瘤、脑卒中后第 4 位死亡原因。因此，在疾病早期，甚至前临床阶段进行预防或治疗非常重要。MCI 是介于正常衰老与痴呆之间的一种认知功能损害或过渡状态，以记忆障碍为突出表现，可有其他认知功能的减退，但日常活动能力不受影响，不符合痴呆的诊断标准，近年报道认为其是 AD 的超早期阶段[14]。有文献表明，每年约 10%～15% 的 MCI 患者发展为痴呆，因此认为 MCI 是痴呆的高危因素。由于 AD 为不可逆损害，而 MCI 经积极寻求治疗方法可以改善患者生活质量，可能实现对老年痴呆的早期诊断及早期干预，因此成为近年来神经科学领域研究的热点。

1.2.1 定义

MCI 是指正常衰老和痴呆认知变化的中间阶段[15]，最早由纽约大学的 Reisberg 及其同事使用[16]。MCI 患者表现出比其年龄预期更严重的认知障碍，但在其他方面不符合普遍的痴呆标准[17]，是痴呆症的高危人群。现有说法将 MCI 归类为"轻度神经认知障碍"，并规定在一个或多个认知领域中必须存在主观或客观的认知功能下降，且不干扰日常生活。MCI 的随访研究显示，约有 10%～30% 的患者在 1 年内，20%～66% 在 2～4 年内进展为痴呆，年转化率比正常人高 10 倍。

1.2.2 分类

MCI 可涉及大脑内多个认知领域[18]，基于记忆域参与的存在与否以及所涉及的认知领域的数量，将 MCI 分为 4 种临床亚型：①损害领域仅局限在有关记忆部分的 MCI；②损害领域局限在与注意力、执行功能等有关的单个部分，但不包括与记忆部分有关的 MCI；③损害领域不局限在某一单一部分，损害包括有关记忆部分在内的多个部分的 MCI；④损害领域不局限在某一单一部分，但是损害不包括有关记忆部分在内的多个部分的 MCI。

1.2.3 MCI 的发病机制

（1）异常的胆碱酯酶系统

MCI 患者大脑基底前胆碱酯酶系统存在选择性异常，大脑海马和皮质部位的胆碱酯酶转移酶活性相对增高，基底前胆碱能神经元的乙酰胆碱相对减少。张文汇等[19]研究表明，MCI 患者较正常人基底前脑神经生长因子受体阳性的胆碱能神经元明显减少，且该类细胞的存活数量与认知相关，该研究进一步证实基底异常的胆碱酯酶系统是 MCI 的发病机制之一。

（2）β-淀粉样蛋白（β-amyloid，Aβ）

老年斑和神经原纤维缠结是 AD 的典型病理改变，而老年斑的主要成分是 Aβ。目前 Aβ 有两种形式，分别是由 40 个氨基酸组成的 Aβ40 和 42～43 个氨基酸组成的 Aβ42，Aβ40 在正常老年人和 AD 患者脑组织中均存在，Aβ42 主要存在于 AD 患者脑组织中。Aβ引起神经元凋亡导致认知障碍主要通过以下途径：①Aβ作用于激酶，引起tau蛋白高磷酸化，而高磷酸化的tau蛋白促进形成神经原纤维缠结和神经退行性改变；②Aβ与糖化终末产物受体结合，导致细胞氧化升高，Aβ产生的自由基和反应性氧物质损伤膜脂质而引起神经元溃变；③Aβ引起DNA损伤和神经元即刻早期基因如e-fos、C-jall、fra-1和fos-B等表达，这些即刻早期基因是联系细胞生化改变与细胞最终对刺激发生特异性反应的中介物；④Aβ能引起细胞内Ca^{2+}升高，最终导致细胞内Ca^{2+}超载；⑤Aβ可以加强毒性氨基酸或TGF-α等毒性分子的作用；⑥Aβ通过与神经营养因子受体p75NTR结合诱导神经元凋亡；⑦Aβ能诱导神经细胞死亡。

（3）tau蛋白异常

tau蛋白是微管相关蛋白（microtubule-associated protein，MAP）中含量最高的一种，主要存在于神经元的轴突，中枢神经系统的tau蛋白分子量主要为45~60kDa。正常tau蛋白的作用是和管蛋白结合形成微管并维持微管的完整性和稳定性。tau蛋白是一种磷酸化蛋白质，正常成人每摩尔tau蛋白中含磷量为2~3mol。AD患者脑的tau蛋白被异常高度磷酸化，每摩尔tau蛋白中含磷量是正常tau蛋白含磷量的4~8倍。tau蛋白的异常磷酸化是形成神经原纤维缠结（neurofibrillary tangle，NFT）的关键步骤，是AD神经元退行性变的基础。异常高磷酸化的tau蛋白丧失促进聚合成微管的生物活性，导致细胞结构异常、功能丧失，甚至神经元死亡[20]。目前国内外的研究结果显示，MCI患者CSF中tau蛋白和Aβ42蛋白水平发生改变，这类病理改变可对大脑引发系列级联反应，如炎症反应、钙超载、氧化应激和细胞凋亡等，患者因此出现认知障碍，并可能进一步转化为痴呆[21]。

（4）氧化应激

氧自由基通过对细胞中脂质的过度氧化，从而引起细胞内酶活性改变、蛋白质变性、细胞膜结构、功能的破坏等，最终导致细胞变性或坏死，是神经系统变性疾病的主要发病机制。Squitti等发现反映氧化应激的铜蓝蛋白水平改变与MCI的发生密切相关，转铁因子在AD和MCI患者中均明显降低，特别是AD患者更加明显。异前列腺素是体内脂质过度氧化的特异性指标，MCI患者CSF、血浆和尿液中异前列腺素均较正常人高，说明MCI患者脑内存在过度氧化损伤，且该损伤提示MCI向AD转化[22]。

1.3 铝致轻度认知功能障碍的生物学机制

铝进入大脑后，在与认知相关的重要区域聚集，参与和大脑发育有关的很多重要反应[23, 24]。目前的研究表明，由铝介导的认知障碍的发生机制主要包括抑制胆碱能神经功能、诱导氧化应激，导致胆碱能投射受损、Aβ沉积以及 tau 蛋白异常磷酸化。

1.3.1 铝可以干扰中枢胆碱能系统功能

中枢胆碱能神经递质在学习记忆中有重要的调节作用，其功能主要依赖于乙酰胆碱，释放后乙酰胆碱酯酶会迅速将其分解为胆碱和乙酸盐。乙酰胆碱代谢的改变可引起神经行为的改变，尤其是记忆和认知功能的改变。有研究表明，铝可能通过以下三方面破坏胆碱能神经元的功能[25]：①直接抑制胆碱乙酰化酶（choline acetyl transferase，ChAT）活性；②破坏胆碱能细胞或减少 ChAT 的合成；③增加乙酰胆碱酯酶（acetylcholinesterase，AchE）的活性[26]，从而影响 Ach 的合成及释放，使其含量降低。铝有可能通过上述方式抑制胆碱能神经系统功能，从而导致认知功能障碍、学习记忆能力减退等痴呆症状。

1.3.2 铝诱导氧化应激

中枢神经系统对氧化损伤特别敏感，实验研究表明，活性氧簇（ROS）氧化应激可能是包括 AD 在内的神经退行性疾病的发病机制之一[27]。铝可以影响体内超氧化物歧化酶（SOD）等抗氧化酶的活性，发挥其促氧化活性，降低体内酶类的抗氧化能力，影响其清除超氧阴离子自由基的能力而增强 ROS 引起脂质过氧化反应，造成细胞膜的破坏，进一步引起组织氧化损伤。研究表明，铝暴露的同时有丙二醛（MDA）含量增加及抗氧化酶活力降低的现象出现，提示铝导致的毒性效应可能与抗氧化系统受抑制及脂质过氧化水平升高有关[28]。铝通过干扰抗氧化酶活性以促进 ROS 的生成，进而导致氧化损伤，从而增加神经细胞氧化损伤，造成认知障碍。

1.3.3 铝与 Aβ

1973 年，Crapper 发现 AD 患者老年斑中有铝的蓄积。随后其他学者在 AD 患者的老年斑中也发现有铝的沉积。Yun 等将铝和 D-半乳糖联合作用于小鼠，结果发现小鼠皮层和海马的 Aβ 沉积增多。House 等的研究也证明铝可以诱导大鼠脑内 Aβ 的聚集。体外实验发现铝可以使神经母细胞瘤细胞及 PC12 细胞系中 Aβ 的生成增多。杨晓娟等发现铝职业接触人群的外周血全基因甲基化水平降低，证实DNA甲基化可能参与了铝致神经毒性的过程，而且氯化铝染毒可以引起大鼠海马组织 APP 启动子区甲基化降低，影响 APP mRNA 表达水平增高，海马组织 APP 表达量增多，进而影响 Aβ产生增多聚集[29]。大量研究证实，铝还可以引起 Aβ蛋白构象发生改变，提升 Aβ蛋白的异常聚积；铝诱导的 Aβ聚积物紧密结合于神经元表面，形成纤维状沉积物，提示铝诱导的 Aβ沉积物对细胞膜表面具有强亲和力，并且很难被蛋白激酶分解。铝通过上调 APP 表达[30]，促进 Aβ 的生成增多，引起聚集，并抑制其降解，从而影响学习记忆功能。

1.3.4 铝与 tau

神经原纤维缠结的主要成分是表达异常的磷酸化 tau 蛋白。研究表明，铝可以诱导神经原纤维变性和形成类似于 AD 患者大脑中 NFTs 的缠结状结构。有研究发现，铝可诱导 tau 蛋白异常磷酸化的出现，并使异常磷酸化的 tau 蛋白聚积，即铝可通过引起 tau 蛋白的异常磷酸化，导致以认知功能障碍为主要表现的神经退行性疾病的出现。Lu 等研究表明，与对照组相比，从事过铝熔化作业的退休工人认知能力明显减退的同时伴有 tau 蛋白过度表达的现象，说明铝致认知功能障碍与 tau 蛋白异常磷酸化密切相关。王昊等在体外实验中利用 AlCl₃ 处理 SH-SY5Y 细胞发现，随着给予铝浓度逐渐升高，实验组相较于对照组神经细胞活力降低，且随着染铝剂量的增加 tau 蛋白异常磷酸化水平也出现增加。目前已证明，脑组织 tau 蛋白的聚集及 NFTs 形成是铝神经毒性动物模型的主要病理变化，进一步证明铝引起学习记忆损害的机制与 tau 蛋白密切相关。

铝的神经毒性已经得到证实，其神经毒性主要与认知功能障碍有关。由铝介导的认知功能障碍的发生机制主要与氧化应激、胆碱能功能障碍、神经相关蛋白表达异常引起的神经元损伤或死亡有关。MCI 是正常衰老与痴呆间的过渡状态，了解这些生物指标的变化有助于人们更加明确 MCI 的病理，以期为临床诊断提供确切证据；也有助于早期预防和早期诊断，减轻痴呆造成的公共卫生问题。

参考文献

[1] Eshkoor S A，Hamid T A，Mun C Y，et al. Mild cognitive impairment and its management in older people [J]. Clinical Interventions in Aging，2015，10：687.

[2] Priest N D. The biological behaviour and bioavailability of aluminium in man，with special reference to studies employing aluminium-26 as a tracer：review and study update [J]. J Environ Monit，2004，6（5）：375-403.

[3] Röllin H B，Theodorou P，Kilroe-Smith T A. Deposition of aluminium in tissues of rabbits exposed to inhalation of low concentrations of Al₂O₃ dust [J]. British Journal of Industrial Medicine，1991，48（6）：389-391.

[4] Jones K C，Bennett B G. Exposure of man to environmental aluminium：an exposure commitment assessment [J]. The Science of the Total Environment，1986，52（1-2）：65-82.

[5] 郑玉新，梁友信. 铝熔铸作业工人神经行为功能的研究 [J]. 中华劳动卫生职业病杂志，1997（1）：18-21.

[6] 任佩，李瑞，樊瑾，等. 中青年铝作业工人认知记忆功能评价研究 [J]. 中国职业医学，2016（1）：15-19.

[7] 籍继颖，张国英，于萍. 某铝厂作业工人认知功能状况调查 [J]. 山西医药杂志，2017，17（15）：34-35.

[8] 段春梅，樊瑾，刘承芸，等.不同铝化合物对PC12细胞毒性作用比较 [J]. 中国职业医学，2017（1）：20-24.

[9] Shen X L，Yu J H，Zhang D F，et al. Positive realationship between mortality from Alzheimer's disease and soil metal concentration in mainland China [J]. J Alzheimer's Dis，2014，42（3）：893-900.

[10] 王宜凤，刘彤，王艳，等. 饮食中铝含量对阿尔茨海默病风险因素的流行病学调查 [J]. 微量元素与健康研究，2013（05）：31-34.

[11] Exley C, Vickers T. Elevated brain aluminium and early onset Alzheimer's disease in an individual occupationally exposed to aluminium：a case report [J]. Journal of Medical Case Reports, 2014, 8（1）：41.

[12] Polizzi S, Pira E, Ferrara M, et al. Neurotoxic effects of aluminium among foundry workers and Alzheimer's disease [J]. Neurotoxicology, 2002, 23（6）：761-774.

[13] Yang X, Yuan Y, Lu X, et al. The Relationship between cognitive impairment and global DNA methylation decrease among aluminum potroom workers [J]. J Occup Environ Med, 2015, 57（7）：713-717.

[14] Winblad B, Palmer K, Kivipelto M, et al. Mild cognitive impairment--beyond controversies, towards a consensus：report of the International working Group on Mild Cognitive Impairment [J]. Journal of Internal Medicine, 2010, 256（3）：240-246.

[15] Sanford A M. Mild cognitive impairment [J]. Clinics in Geriatric Medicine, 2017, 33（3）：325-337.

[16] Reisberg B, Ferris S H, Leon M J D, et al. Global deterioration scale （GDS）[J]. Psychopharmacology Bulletin, 1988, 24（4）：661-663.

[17] Petersen R C, Smith G E, Waring S C, et al. Mild cognitive impairment：clinical characterization and outcome [J]. Archives of Neurology, 1999, 56（3）：303-308.

[18] Knopman D S, Petersen R C. Mild cognitive impairment and mild dementia：a clinical perspective [J]. Mayo Clinic Proceedings, 2014, 89（10）：1452-1459.

[19] 张文汇. 胆碱酯酶抑制剂改善轻度认知功能障碍患者认知功能有效性及安全性的Meta分析[D].苏州：苏州大学，2015.

[20] Davey Dennis A. Alzheimer's disease, dementia, mild cognitive impairment and the menopause：a 'window of opportunity'? [J]. Women's Health, 2013, 9（3）：279-290.

[21] Su X, Shang L, Xu Q, et al. Prevalence and predictors of mild cognitive impairment in Xi'an：a community-based study among the elders [J]. Plos One, 2014, 9（1）：e83217.

[22] Brys M, Pirraglia E, Rich K, et al. Prediction and longitudinal study of CSF biomarkers in mild cognitive impairment [J]. Neurobiology of Aging, 2009, 30（5）：682-690.

[23] Nampoothiri M, John J, Kumar N, et al. Modulatory role of simvastatin against aluminium chloride-induced behavioural and biochemical changes in rats [J]. Behavioural neurology, 2015, 2015：210169.

[24] Kawahara M, Kato-Negishi M. Link between aluminum and the pathogenesis of Alzheimer's disease：the integration of the aluminum and amyloid cascade hypotheses [J]. International Journal of Alzheimer's Disease, 2011, 2011：276393.

[25] Platt B, Fiddler G, Riedel G, et al. Aluminium toxicity in the rat brain：histochemical and immunocytochemical evidence [J]. Brain Research Bulletin, 2001, 55（2）：257-267.

[26] Kaizer R R, Corrêa M, Spanevello R M, et al. Acetylcholinesterase activation and enhanced lipid peroxidation after long-term exposure to low levels of aluminum on different mouse brain regions [J]. Journal of Inorganic Biochemistry, 2005, 99（9）：1865-1870.

[27] Yan M H, Wang X, Zhu X. Mitochondrial defects and oxidative stress in Alzheimer disease and Parkinson disease [J]. Free Radical Biology & Medicine, 2013, 62：90-101.

[28] Al-Olayan E M, El-Khadragy M F, Moneim A. The protective properties of melatonin against aluminium‐induced neuronal injury [J]. International Journal of Experimental Pathology, 2015, 96（3）.

[29] 杨晓娟, 原宇宙, 牛侨. 氯化铝染毒对大鼠海马APP基因甲基化的影响 [J]. 卫生研究, 2016, 45（3）：6-10.

[30] Walton J R, Wang M X. APP expression, distribution and accumulation are altered by aluminum in a rodent model for Alzheimer's disease [J]. Journal of Inorganic Biochemistry, 2009, 103（11）：1548-1554.

第2章

轻度认知功能障碍的
研究进展

　　AD 是由德国病理学家 Alois Alzheimer 在 1907 年首次报道并由此命名。在我国，人口老龄化早已是全社会面临的共同难题，我国人口基数大，又是老年社会，老年人口数量以及由此引发的老年性疾病更为严重。AD 发病率高，病程缓慢加上医治费用高，这使得其成为家庭和社会的严重精神和经济负担。对 AD 发病机制的研究和防治手段的探索不仅仅是亟待解决的医学课题，更是不容忽视的社会学问题。由于中晚期 AD 的治疗效果不佳，研究的注意力已经开始转向早期诊断和早期干预。

　　目前，全球约有老年痴呆患者 3650 万人，我国老年痴呆患者 600 万人，痴呆已成为仅次于心脏病、癌症、中风的第四位"死亡杀手"。随着人口老龄化，老年痴呆患者人数将成倍增长，预计到 2050 年全球患者将会过亿。中国作为痴呆患者世界第一的国家，将会有超过 2000 万老年痴呆患者，85 岁以上的老人中 1/3 失智，由此可见，痴呆成为严重的医学问题。但迄今为止，老年痴呆的发病原因和发病机理尚不明确，也无特效治疗手段。2012 年卫生部报全国 60 岁及以上人群老年期痴呆患病率为 4.2%，2015 年黄悦勤通过调查得出我国 65 岁及以上人群老年期痴呆患病率为 5.56%。老年痴呆的发生给患者本人及家属带来极大的痛苦，也给社会带来沉重的负担。截至 2018 年，全球痴呆经济负担已超过 1 万亿美元。因此预防老年痴呆成为一项刻不容缓的任务，受到各国的重视。

　　MCI 是介于正常衰老和痴呆之间的一种认知缺损状态[1]。MCI 的诊断及其干预对于延缓患者进展为 AD 具有重要意义[2]，本节就近年来国内外对 MCI 的研究进展综述如下。

2.1 MCI 概念的提出与形成

对老年认知障碍的研究目前主要集中在 MCI 和 AD 之间，大于 60 岁者记忆障碍可达 56%~75%，80~89 岁组达 86%[3]。非痴呆性认知损害在老年人中非常普遍，这就有多种类似的术语来描述非痴呆性认知损害。早在 1837 年 Prichard 将痴呆分为四个阶段，1962 年 Kral 提出良性老年性健忘症（benign senescent forgerfulness，BSF）的概念，用以描述常伴抑郁表现的稳定认知损害，其典型特征包括不能回忆细节及近事遗忘，但有自知力[4]。1980 年，美国《精神障碍诊断与统计手册》第三版（DSM-Ⅲ）定义了早期痴呆阶段，1982 年临床痴呆评定量表（clinical dementia rating，CDR）和老年抑郁量表（geriatric depression scale，GDS）出版，其中定义了痴呆前期。1986 年美国精神健康学会工作组提出年龄相关性记忆障碍（age-associated memory impairment，AAMI），指个体随年龄增长，记忆逐渐下降。在诊断标准中涉及年龄的规定，规定为 50 岁以上的人群，而且要求其记忆检查低于年轻人均值至少 1 个标准差。由于是与年轻人比较，使诊断泛化，缺乏临床意义。1994 年国际心理学会及世界卫生组织合作提出了另一概念——年龄相关性认知下降（age-associated cognitive decline，AACD），AACD 的概念范围更广，包括注意力、记忆力、学习、思考、语言及视空等能力，并提出了相关的诊断参考标准。与 AAMI 相比，后者是一种更严重的认知障碍状态，但不管是 AAMI 还是 AACD，其概念都很模糊，而且定义都与年龄相关，临床意义有限。而美国《精神障碍诊断与统计手册》第四版（DSM-Ⅳ）中也有相似概念——增龄相关认知下降（age-related cognitive delince，ARCD）。DSM-Ⅳ将其定义为有回忆性命名困难及实际解决问题障碍，指老化过程中认知功能的客观下降。但 ARCD 仍然是一个较为模糊的概念，不能与上述 AAMI 和 AACD 相区别。以上这些概念的提出都是基于正常模型，都系正常衰老过程中的变化。

而与病理状态相关的认知损害是在 1993 年由世界卫生组织出版的国际疾病分类第 10 版（ICD-10）制定的轻度认知损害（mild cognitive disorder，MCD）的概念及其诊断标准[5]。MCD 指记忆、学习和注意力障碍，常伴有智能衰退，经神经心理检查证实，可由大脑疾病或损伤、系统性疾病引起，排除痴呆、遗忘综合征、脑震荡和脑炎后综合征，适用于所有的年龄。与此同时，DSM-Ⅳ 也提出了一个相似的概念——轻度神经认知损害（mild neurocognitive disorder，MND），它不仅包括记忆和学习困难，也包括感知、语言和集中能力。但这两个概念涉及的人群和疾病广泛，难以进行针对性的研究。于是在 1999 年由美国著名精神科专家 Petersen 和相关组织正式提出了 MCI 的概念，因此后来对于 MCI 的使用有些版本写为"Petersen's MCI"。MCI 现已被公认为是"痴呆的前期状态"[6]。MCI 表现在记忆力减退与年龄的不相称，但没有达到 AD 的标准。MCI 是基于病理的认知障碍，它针对老年人而言，特指有轻度记忆或认知损害但没有达到痴呆的老年人，是 AD 的危险因素，其常常是 AD 发病的预警信号，是进行预防性干预的最佳阶段。MCI 不同于正常衰老，它有可检测的记忆障碍，比正常人更易发展成 AD[7]。

在我国对 AD 的研究起步比较晚，到 2006 年，中国防治认知功能障碍专家共识专家组就认知功能障碍与痴呆的相关概念及其防治才达成共识，将认知功能障碍定义为：泛指各种原因导致的各种程度的认知功能损害（cognitive impairment，CI），从轻度认知功能损害（MCI）到痴呆。

2.2 轻度认知障碍的流行病学特点

由于 MCI 的诊断、调查方法和受试对象的差异，各国流行病学对 MCI 的患病率和发病率的报告存在很多的差别。以 Petersen 的诊断标准，MCI 的患病率为3.2%。而在其他的调查研究中，根据诊断标准、样本例数、评价程序的不同，MCI 的患病率的差异非常大。国外研究显示，老年人 MCI 的患病率在 2.5%~41%。由于年龄组不同以及使用的标准有别，MCI 的患病率差异较大，发病率与研究所采用的标准、受试者的人口特征（如国家、种族、年龄分布、受教育程度、性别比例）、样本的大小及样本筛选等有关。尽管流行病调查数据不一，但老年人群中存在着 MCI 庞大患者群是不争的事实。

首先 MCI 的分布有明显的种族和地域差异，对北美洲白色人种的一项研究显示，64 岁以上老年人 MCI 的患病率是 14.1%，非洲裔美国人是 45.5%。非洲裔美国人患 MCI 的风险明显高于白人，这可能与前者的教育、经济水平、生活和工作环境较差有关。加拿大的健康和老年研究中心对 1790 名 65 岁及以上的老年人进行调查，发现根据通常使用的 MCI 诊断标准其人群患病率为 1.03%（95%CI 0.66%~1.40%）。意大利某市对 65 岁及以上的 1061 名老年人进行队列研究，从1999/2000 年到 2003/2004 年发现 MCI 发病率为 7.7%。芬兰东部城市随机抽样出806 名（60~76 岁）研究对象进行横断面研究，MCI 的患病率为 5.3%。德国一项针对 4145 名 50~80 岁老年人的调查研究显示，MCI 的粗患病率为 7.8%（95%CI 5.7%~9.9%），标准化后为 12.1%（95%CI 2.40%~3.46%）。西班牙东南部穆尔西亚对1074 名 65~96 岁老年人进行横断面研究，MCI 患病率为 8.7%（95%CI 7.1%~10.5%）。日本调查发现，65 岁以上的人群中，MCI 患病率为 4.9%。而在我国对太原市 1065

名老年人进行现况调查，MCI 的检出率为 12.8%。乌鲁木齐调查 1511 名 60 岁以上老年人，MCI 患病率为 9.79%。深圳社区 MCI 患病率为 21.46%，北京城乡 MCI 患病率为 8.9%。成都地区 MCI 患病率为 2.4%，且城乡间有差别，城市患病率是 1.5%，农村为 2.5%。

其次，入选年龄不同，MCI 的患病率也有很大的差异。有文献报道，60~70 岁以上的老年人群 MCI 患病率为 18%，70~80 岁约为 27%，80 岁以上约为 30%。德国莱比锡的一项研究显示，对 1692 名 75 岁及以上的老年人进行八年的队列研究，发现 MCI 患病率为 26.4%；美国奥姆斯特德县对 1969 名 70~89 岁的老年人进行调查，MCI 患病率为 16.0%（95%CI 14.4%~17.5%）。年龄越大，患 MCI 的风险就越大，年龄是其重要的危险因素[8]。

目前关于 MCI 是否存在性别差异报道不一[9]。美国奥姆斯特德县对 1969 名 70~89 岁的老年人进行调查时发现，在调整年龄、受教育程度后，男性的 OR 值是 1.54（95%CI 1.21%~1.96%）。西班牙东南部穆尔西亚横断面调查 1074 名 65~96 岁的老年人，女性的 OR 值是 1.53（95%CI 1.06%~2.22%）。而国内研究显示女性患 MCI 的概率更大。

有研究显示，MCI 与教育程度有密切关系。低教育水平也是 MCI 的危险因素，相反，高教育水平是其保护因素。有研究显示，高教育水平的 OR 值是 0.79，其原因可能是教育使个体有更多的认知储备，不容易出现可见的认知功能的下降。德国一项针对 4145 名 50~80 岁老年人的调查研究显示，MCI 与教育水平有关。意大利某市对 65 岁及以上的 1061 名老年人进行队列研究，显示文化程度是 MCI 的危险因素。

此外，遗传因素也是 MCI 发病的重要影响因素[10]。现已明确 ApoE 基因是 MCI 的危险因素。ApoE 具有基因多态性和遗传上的异质性，它在同一基因位点上有 3 个等位基因：ε2、ε3 和 ε4。在 3 个等位基因中，ε4 是 MCI 是否进展为 AD 的重要预测因子。ApoE ε4 通过促进 Aβ 的沉积和 tau 蛋白的异常磷酸化，增加携带者患 AD 的危险性，使发病年龄提前，是 AD 的危险因素。同样 ApoE ε4 也是 MCI 的危险因素，使携带者患 MCI 的风险增加 2~3 倍[11]。美国奥姆斯特德县的调查显示，丧偶、未婚和携带 ApoE ε4 型基因的人群患 MCI 的概率较大。有研究显示，携带 ApoE ε4 基因的人群 OR 值为 2.04（95%CI 1.15%~3.64%）。

还有高血压、糖尿病、高胆固醇和脑白质变性及脑梗死都与 MCI 有关，提示血管危险因素可能是 MCI 的重要原因。有研究显示，血压每增加 1 个标准差，患 MCI 的风险增加 1.7 倍。在非痴呆的人群中，糖尿病患者的认知、记忆和视觉空间能力低于非糖尿病人群，提示糖尿病是 MCI 的危险因素。此外，国外一项研究显示，高脂血症是 MCI 另外一个重要的危险因素。

2.3 轻度认知障碍的临床症状

MCI 是基于病理模型提出的一个概念。记忆障碍是 MCI 的核心症状[12]。Petersen 等最初用这一术语来描述老年主诉记忆功能的异常，MCI 所引起的记忆障碍超过了实际年龄，当然其认知损害的程度尚未到达诊断痴呆的标准[13]。Petersen 等在随访研究中发现 MCI 患者的一般认知能力和其他非记忆领域认知能力与正常对照组差别不大，而记忆损害在两组之间有显著不同；相反，与极轻度 AD 比较，两组的记忆损害程度相似，而其他认知损害在 AD 组更显著。Petersen 由此认为 MCI 的记忆缺陷并不伴有其他认知功能的下降，如注意力、语言等，而痴呆时则往往伴有这些功能的下降[14]。

对于记忆的缺陷目前认为突出表现为情节记忆的损害[15]。通过临床前 AD 和 MCI 的横断面和前瞻性研究发现，MCI 的神经心理学改变与临床前期 AD 非常相似，情节记忆是最突出的认知损害领域，最早损害的是语言性情节记忆，然后是视觉性情节记忆。情节记忆尤其是语言性情节记忆受损的严重程度是预测 MCI 是否进展成 AD 的重要指标。多数研究结果都支持 MCI 的特征是情节记忆障碍，尤其是词语情节记忆。Fellows 等认为存在记忆障碍更易进展为 AD 患者。目前一致的观点趋向认为 MCI 是正常衰老与 AD 之间的过渡状态。MCI 状态可存在数年，特征是认知损害，重点是记忆缺陷，尤其是情节记忆是较早期的和较敏感的 AD 预测指标。

但有其他研究表明 MCI 的认知损害虽然主要表现为记忆损害，但这并非是唯一的，还可伴有其他认知损害，可能包括语言技巧、语言流畅、命名、词汇理解力、视空能力和执行决策能力。另外，R. Rossi 研究也发现文化程度对言语及记忆测试有影响，而对注意力及视空能力却无影响。MCI 患者存在多项认知功能的下降，在情景记忆、视空间技能及操作速度等方面表现出与早期 AD 相类似的认知心理改变。此外，也有研究报道临床前 AD 和 MCI 还存在除记忆损害外其他认知领域的损害，包括注意、语言、视空间和执行功能等。Chang 等研究发现，除了有记忆障碍，还可能出现视空觉损害。Driscoll 等人认为 MCI 除了可引起认知障碍还可引起其他的功能性损害。Flicker 等发现 MCI 组除多种记忆量表成绩显著差于对照组外，还存在语言、观念形成、视空间运用等方面的损害。这些结果可能与不同研究中所采用的病例入选标准、神经心理测验工具及其反映的认知损害严重程度不同有关。

根据 MCI 的概念也可以明确 MCI 患者的主要临床特征是记忆障碍，可合并其他认知功能障碍和人格行为的改变[16]。神经精神症状是痴呆的常见伴随症状。西班牙一项研究对 91 名 MCI 患者进行神经心理学评定，发现 MCI 组冷漠和抑郁的人数分别占 50.5% 和 33%，而对照组仅为 6% 和 8%。Rozzini 等人研究显示，在 MCI 患者中焦虑症患病率明显高于普通人群。Alladi 等人研究发现，MCI 患者除了有记忆障碍还有视觉能力异常，以及精神抑郁等。Lopez 等人对 228 名 MCI 患者进行调查，发现其抑郁、侵略行为发生率与可能 AD 患者相接近，提示 MCI 患者存在精神症状。患者的记忆及其他认知损伤，会给生活带来挫折与不便，经常会变得易怒。Feldman 等在研究中应用神经精神问卷对 1010 例 MCI 患者进行了调查。结果发现，59% 的 MCI 患者出现神经精神症状。Hwang 等研究发现，MCI 常见的神经精神症状为抑郁（39%）、淡漠（39%）、易激惹（29%）和焦虑（25%）。Apostolova 利用 Pubmed 检索关于 MCI 神经精神症状的综述文章，发现 MCI 精神异常最为常见的是抑郁、焦虑、冷漠和烦躁，其所占比例是 35%~75%，其结论认为 MCI 患者普遍存在精神症状。Serra 等人研究发现，情绪障碍，如焦虑、侵略等精神症状发生在 AD 前期即 MCI 阶段。此外，Molano 等人研究发现，睡眠障碍与 MCI 的发生有关。

综上所述，对 MCI 的临床表现可概括如下：①认知功能减退。记忆力下降是 MCI 的最常见症状[17]。反复学习虽可得到改善，但仍达不到同龄老年人的水平。其健忘的表现比同龄老年人更频繁和持久。Tremont 等发现其延迟回忆受损，由于只近期记忆力减退而远期记忆保持正常，谈论过去经历时表现如常，所以应不影响其正常行为生活，因此记忆力减退常被人们所忽视。由于其近期记忆力的减退可发现其思维缓慢、缺乏条理，对话反应迟钝，部分执行功能也受累及，如计算能力的减退等。②复杂的生活功能下降。患者的日常生活能力完全正常，但由于存在认知功能障碍，因而处理复杂的日常生活事物可能会出现问题，尤其是判断、解决问题的能力以及处理复杂的财务问题。③非认知性神经精神症状。MCI 患者最初的精神行为学表现比较隐秘，主要包括抑郁、焦虑、激越、淡漠、社会退缩（如情感平淡、缺乏主动性、活动减少）。

2.4 轻度认知障碍的诊断

MCI 诊断标准最早由 Petersen 等于 1999 年提出，该标准得到了广泛认可和应用。其标准：①以记忆减退为主诉；②ADL 正常；③整体认知功能正常；④年龄不相符的记忆减退；⑤不符合痴呆的诊断标准[18]。

2004 年 MCI 国际工作组提出了 MCI 广义诊断标准及诊断流程，诊断标准包括：①认知功能障碍，但未达到痴呆的诊断标准；②认知功能衰退，患者和（或）知情人证实及客观检查证实存在认知损伤；③日常生活能力保持正常，复杂的工具性生活能力正常或轻微损伤[19]。

欧洲 AD 协会 MCI 工作组于 2006 年也提出了新的 MCI 诊断标准与流程。与 2004 年 MCI 国际工作组的 MCI 诊断标准相比,欧洲标准更注重认知损伤的临床评价和最终的病因学诊断。该标准的主要内容包括:①患者或亲属主诉认知障碍;②患者或亲属报告其认知功能在过去 1 年里与以往相比出现衰退;③临床评定证明存在认知障碍(记忆障碍或其他一项认知功能障碍);④没有严重的日常生活能力减退(但是复杂的日常活动患者可能存在一定困难);⑤没有痴呆。

2018 年中国痴呆与认知障碍诊治指南写作组和中国医师协会神经内科医师分会认知障碍疾病专业委员会发表了《轻度认知障碍的诊断与治疗》,其诊断标准为:①年龄 55～80 岁;②主观感觉有记忆力减退;③客观检查有轻度认知功能损害的证据;④生活及社会功能降低;⑤Hachinski 缺血指数量表(Hachinski ischemic scale, HIS)≤4 分,排除特定原因引起的认知功能减退(按 AD 排除性诊断法);⑥病程>3 个月;⑦不符合痴呆的诊断标准。并规定 MCI 的诊断应遵循以下流程:①依据患者的认知功能和生活能力(最好有神经心理学证实),根据 MCI 的诊断标准(见上述诊断标准)做出是否是 MCI 的诊断。②如果是 MCI,结合认知评估结果,根据损害的认知域对患者进行初步分类,如单域遗忘型 MCI 和单域非遗忘型 MCI、多域遗忘型 MCI 和多域非遗忘型 MCI 等,揭示出患者的认知损害特征。如果目前尚不满足 MCI 诊断,建议随访,在 6 个月后或认知功能出现明显改变时再进行认知功能检查。③结合 MCI 的起病和发展情况、认知损害特征,有或无神经系统原发疾病、精神疾病(或应激事件)或系统性疾病的病史和体征以及必要的辅助检查,做出 MCI 的病因学诊断。④对于目前诊断为 MCI 的患者建议至少随访 1 年,以进一步明确诊断。

以上标准只是 MCI 的一般标准,实际操作中如何对有认知障碍但是没有达到痴呆程度进行界定,目前没有统一的标准。另外,不同病因导致的 MCI 其具体的诊断标准不同,临床应灵活使用。与痴呆的概念相似,MCI 是一种症状性诊断,是多种原因导致的综合征。

2.5 轻度认知障碍的生物监测指标

对 MCI 的诊断还有实验室检查,其中生物学指标是 MCI 诊断和研究的重要实验室检查。由于 MCI 和 AD 的关系,可推测 MCI 的生物学标志物与 AD 的有关联。目前已知 tau 蛋白磷酸化和 Aβ 神经毒性是 AD 发生的两个最重要的原因[20]。人们常将 tau 蛋白总量作为神经元变性指标,$Aβ_{1-42}$ 作为 AB 代谢异常和老年斑形成的指标[21]。所以 AD 患者脑脊液(cerebro-spinal fluid, CSF) tau 蛋白的增加和 $Aβ_{1-42}$

的降低是最具有诊断价值的。这两个指标目前对于 MCI 的诊断及预测 MCI 的转归同样具有很重要的意义。

tau 蛋白是一种微管相关蛋白，其存在于中枢神经系统和外周神经系统，中枢神经系统的 tau 蛋白分子量主要是 45~60kDa。AD 患者脑的 tau 蛋白被异常高度磷酸化，tau 蛋白的异常磷酸化是 NFT 的关键步骤，是 AD 神经元退行性变的基础。过度的磷酸化 tau 蛋白不仅使自身与微管结合蛋白的结合能力下降，而且这种异常的 tau 蛋白还与微管蛋白竞争性地结合正常的微管结合蛋白，从而使微管解聚。微管系统的解聚影响了轴浆的运输，进而造成神经元的变性，最终引起 AD 等神经系统病变的发生。有研究显示，tau 蛋白异常磷酸化发生在认知功能障碍之前，即发生在 MCI 病变之前，说明 tau 蛋白磷酸化可作为 MCI 诊断的早期生物标志物。Mitchell 对 51 项研究进行 Meta 分析，结论是磷酸 tau 蛋白是 MCI 的合适的生物标志物，可以监测 MCI 的进展。

通过质谱分离技术和免疫印迹，发现 tau 蛋白至少存在 21 个异常磷酸化位点，而 tau 蛋白各个位点的磷酸化对 tau 蛋白生物学特性的影响不尽相同。有研究显示，tau 蛋白磷酸化位点不同，空间构象不同，所引起的损害类型也不同。其中哪些位点与 MCI 的诊断和预测 MCI 进展为 AD 密切相关呢？Bramblett 报告指出，P-tau396 位点的异常磷酸化能使 tau 蛋白失去结合微管蛋白和稳定微管的功能。Biernat 报道位于前后一致重复区的 P-tau262 位点的异常磷酸化对蛋白功能的影响较其他位点强，P-tau262 位点的异常磷酸化能使 tau 蛋白不能与微管结合，导致微管解体和细胞骨架的破坏。有观察发现，MCI 患者的 CSF 中 P-tau231 升高对预测 MCI 发展为 AD 的准确性和特异性更高。也有研究显示 MCI 患者 CSF 中 P-tau181 磷酸化程度与认知功能的下降存在剂量反应关系，其可以很好地预测疾病的进展。此外，还有研究发现，测定 CSF 中 tau 蛋白、tau231、tau181、$A\beta_{1-42}$ 浓度水平，并结合测量脑室体积来矫正 CSF 中蛋白质，计算 tau（tau 231、tau181）$/A\beta_{1-42}$，有助于 MCI 的早期诊断，且对预测 MCI 患者是否发展为 AD 有一定价值[22]。

$A\beta$ 是由淀粉样前体蛋白（amyloid precursor protein，APP）经蛋白水解酶作用后生成的，是 AD 患者老年斑的主要成分[23]。研究表明，$A\beta$ 释放与沉积，其既是老年斑形成的始动因子，也是老年斑核中的 AD 重要成分。$A\beta$ 主要以两种形式（$A\beta_{1-40}$ 和 $A\beta_{1-42}$）存在于老年斑中。AD 患者中 $A\beta_{1-42}$ 居多，是由 42 个氨基酸组成的蛋白片段，由于其在脑组织内的沉积过多，使得 CSF 和血清中含量明显减少。这一结论在 Sunder、Andreasen 等人的研究中得到证实。但也有学者认为 $A\beta_{1-42}$ 在血清中并不降低反而升高，随病情的加重，晚期患者脑组织及血管内沉淀的数量明显增加[24]。$A\beta_{1-40}$ 是老年斑的另一重要成分，是由 40 个氨基酸组成的蛋白片段，在 AD 的发病机制中有重要的作用。已有许多研究测定了不同阶段 AD 患者 CSF 和血液中的 $A\beta$ 浓度。CSF 中 $A\beta_{1-42}$ 水平在早中期 AD 患者中升高，以后随病情进展降低；$A\beta_{1-40}$ 则相反，在早中期 AD 患者中表现为降低。对 MCI 患者的研究则不太一致，MCI 患者 CSF 的 $A\beta_{1-42}$ 与对照组无差异，当这些 MCI 发展为 AD 后，$A\beta_{1-42}$ 才明显降低。对 MCI 患者随访后发现，进展为痴呆的 MCI 或呈进行性发展的 MCI 患者的 CSF 的 $A\beta_{1-42}$ 水平比稳定型 MCI 低。目前多数研究认为 CSF 中 $A\beta_{1-42}$ 的降低是预示 MCI 向 AD 转化的指标。Forlenza 等对 16 例 MCI 患者的 CSF 中 tau 蛋白和 $A\beta_{1-42}$ 水平进行测试，发现其中 tau 蛋白显著增高，$A\beta_{1-42}$ 水平显著降低。提示 CSF 中有 tau 蛋白增加与 $A\beta_{1-42}$ 水平下降的 MCI 患者将很有可能会转化为 AD 患者。

其他生物学标记物包括胆碱乙酰转移酶活性、氧化应激指标、前列腺素、血小板类淀粉蛋白前体、低密度脂蛋白水平、低密度脂蛋白/高密度蛋白比率增高等，发现这些指标在 MCI 患者中都存在异常，同时也是预示 MCI 转变为 AD 的指标。但这些生物学标记物是单一还是共同，以及起什么样的作用还需进一步探讨。

2.6 轻度认知障碍的异质性及转归

在提出 MCI 的概念时，研究者们就已经注意到 MCI 的异质性[25]，MCI 患者的病因、临床表现和最后的转归都存在多样性[26]，Petersen 根据 MCI 的异质性将其分为三种亚型：①遗忘型 MCI，以记忆损伤为主要表现，多可进展为 AD；②多认知领域内轻度受损型 MCI，此类人群除记忆力受累外，尚有其他认知领域损害，这部分患者有可能进展为 AD，也有可能发展为血管性痴呆或是症状保持长期稳定；③非记忆领域内单一功能损害型 MCI，如单纯语言障碍、注意力减退、执行功能障碍等，前者有可能发展为原发性进行性失语，后者则进展为额颞叶痴呆或路易体痴呆。2003 年国际工作组将 MCI 分为 4 个亚型，即单认知域遗忘型 MCI、多认知域遗忘型 MCI、单认知域非遗忘型 MCI 和多认知域非遗忘型 MCI。

中国防治认知功能障碍专家提出，当 MCI 被认为是正常老化与痴呆之间的过渡阶段时，它就不再仅仅代表 AD 前期，故可将 MCI 分为两型：①遗忘型，包括单纯记忆损害和记忆伴其他认知功能损害两种，主要指 AD 的前期；②非遗忘型，包括单个非记忆领域损害和多个非记忆领域损害，属广义的 MCI，可能是多种痴呆的前期表现。

MCI 异质性的存在导致其结局也是多样性[27]。首先 MCI 是基于 AD 的前期认知缺陷提出的，因此 MCI 发展成为 AD 的概率明显高于正常人群。在 Petersen 等的研究中，MCI 向 AD 的转化率平均每年约为 12.0%，明显高于正常人群。Petersen 估计 MCI 病人中的 10%~15% 在一年内、40% 在两年进展内为痴呆，比正常老年人发生痴呆的比例高 10 倍。MCI 发展成为痴呆或 AD 的转化率在 6%~25%。美国神经病学研究所报道每年 MCI 进展为 AD 的发生率为 6%~25%。美国梅欧医院在一项研究中显示：对 MCI 患者随访 4 年，进展为 AD 的转化率为每年 12%；随访 6 年，大约 80%的 MCI 患者已发展成为 AD。对加拿大多伦多市一个社区的 2 年随访中发现，非痴呆的认知功能减退患者中约 28%进展为 AD，年转化率大约为 14%。美国麻省总医院对 123 例临床 MCI 随访 3 年，最后有 23 例转化为 AD 患者，年转化率为 6%。Busse 等采用不同 MCI 诊断标准研究发现，经 3 年的随访，痴呆转化率为 23%~47%。Perri 等人对 269 名受试者随访一年，发现 21.4%进展为痴呆患者，其中主要是 AD，24.1%仍是 MCI，还有 17.2%其认知水平恢复正常。上海精神卫生中心对 4275 名 60 岁年龄以上的社区老年人 5 年的随访调查发现，MCI 进展为痴呆的比例是正常人群的 4.5 倍。

并不是所有 MCI 患者都转化为 AD 患者。这些 MCI 患者也可能发展为其他类型的痴呆[28]，还有一些永远保持这种相对较差的认知水平而不发展为痴呆，更有少数人群其认知水平恢复正常[29]。Meyer 跟踪随访了 73 例 MCI 患者 4 年，其中有 47.9%的患者发展为 AD，有 20.5%发展为血管性痴呆，还有 31.5%仍保持为 MCI。

关于 MCI 向痴呆或 AD 的转化率的研究很多，但同样受到不同研究中 MCI 概念和标准不同的影响。MCI 向痴呆或 AD 的高转化率以及转归的结局不同，一方面说明 MCI 是痴呆的高危人群，另一方面也支持 MCI 存在异质性。

在 MCI 的研究中目前还存在很多问题，限制了研究的深入和研究结果的可比性。首先,MCI 的定义和诊断标准还不完善，存在很多分歧，目前多数学者认为 MCI 是正常老龄向 AD 转化的过渡阶段，但 MCI 的异质性的存在又不能简单地认为其是 AD 的早期。其次，由于各国社会背景和文化背景不同，目前 MCI 诊断标准无法统一[30]。这样势必造成 MCI 的研究缺乏可比性，研究价值较低。这也是目前 MCI 研究面临的重要问题。这就要求我国相关研究人员根据我国人口具体情况建立健全适合中国人的 MCI 诊断方案、诊断标准及流行病学数据，应用统一的诊断标准进行流行病学研究，获得总体人群正常参考数据及不同人群的 MCI 的流行率、发病率及各亚型的比率估计；建立预测 MCI 发展为痴呆的危险性的可行性执行方案和标准。同时提高早期指导干预的作用，通过横向和纵向比较研究建立一条可行性强、效果明确的早期干预方案。

参考文献

[1] Arai H. CSF phosphorylated tau protein and mild cognitive impairment: a prospective study[J]. Experimental Neurology，2000，166（1）：201-203.

[2] Akila R，Riihim Ki S V. Decrements in cognitive performance in metal inert gas welders exposed to aluminium[J].

Occupational & Environmental Medicine，1999，56（9）：632-639.

[3] Werner P. Mild cognitive impairment：conceptual，assessment，ethical，and social issues[J]. Clinical Interventions in Aging，2008，3：413-420.

[4] Leon M，Desanti S，Zinkowski R，et al. Longitudinal CSF and MRI biomarkers improve the diagnosis of mild cognitive impairment[J]. Neurobiology of Aging，2006，27（3）：394-401.

[5] Howard Chertkow. Mild cognitive impairment [J]. Current Opinion in Neurology，2002，15（4）：401-407.

[6] Ewers M，Buerger K，Teipel S J，et al. Multicenter assessment of CSF-phosphorylated tau for the prediction of conversion of MCI[J]. Neurology，2007，69（24）：2205.

[7] Alladi S，Arnold R，Mitchell J，et al. Mild cognitive impairment：applicability of research criteria in a memory clinic and characterization of cognitive profile [J]. Psychological Medicine，2006，36（4）：507-515.

[8] Celsis Pierre. Age-related cognitive decline，mild cognitive impairment or preclinical Alzheimer's disease?[J]. Annals of Medicine，2000，32（1）：6-14.

[9] Rapp S R，Legault C，Henderson V W，et al. Subtypes of mild cognitive impairment in older postmenopausal women：the women's health initiative memory study[J]. Alzheimer Disease & Associated Disorders，2011，24（3）：248.

[10] Reitz C, Mayeux R, Lovell M A. Use of genetic variation as biomarkers for mild cognitive impairment and progression of mild cognitive impairment to dementia[J]. Journal of Alzheimer's Disease, 2010, 19（1）：229-251.

[11] Ringman J M, Medina L D, Rodriguez-Agudelo Y, et al. Current concepts of mild cognitive impairment and their applicability to persons at-risk for familial Alzheimers disease [J].Current Alzheimer Research, 2009, 6（4）：341-346.

[12] Katie Palmer, Lars Bäckman, Bengt Winblad, et al. Mild cognitive impairment in the general population：Occurrence and progression to Alzheimer's disease[J].The American Journal of Geriatric Psychiatry：Offical Journal of the American Association for Geriatric Psychiatry, 2008, 16（7）：603-611.

[13] Jicha G A, Parisi J E, Dickson D W, et al. Neuropathologic outcome of mild cognitive impairment following progression to clinical dementia [J]. Archives of Neurology, 2006, 63（5）：674.

[14] Petersen R C, Parisi J E, Dickson D W, et al. Neuropathologic features of amnestic mild cognitive impairment[J]. Arch Neurol, 2006, 63（5）：665.

[15] Reed Bruce R, Dan Mungas, Sarah Tomaszewski Farias et al. Measuring cognitive reserve based on the decomposition of episodic memory variance [J]. Brain：A Journal of Neurology, 2010, 133（8）：2196-2209.

[16] Apostolova L G, Cummings J L. Neuropsychiatric manifestations in mild cognitive impairment：a systematic review of the literature[J]. Dementia & Geriatric Cognitive Disorders, 2008, 25（2）：115-126.

[17] Harten A V, Kester M I, Visser P J, et al. Tau and P-tau as CSF biomarkers in dementia：a meta-analysis[J]. Clinical Chemistry & Laboratory Medicine Cclm, 2011, 49（3）：353-366.

[18] Petersen R C. Mild cognitive impairment as a diagnostic entity[J]. Journal of Internal Medicine, 2004, 256（3）：183-194.

[19] Darby D, Maruff P, Collie A, et al. Mild cognitive impairment can be detected by multiple assessments in a single day[J]. Neurology, 2002, 59（7）：1042-1046.

[20] Hampel H, Goernitz A, Buerger K. Advances in the development of biomarkers for Alzheimer's disease: from CSF total tau and Abeta (1-42) proteins to phosphorylated tau protein [J]. Brain Research Bulletin, 2003, 61 (3): 243-253.

[21] Kaduszkiewicz H, Zimmermann T, Bussche H, et al. Do general practitioners recognize mild cognitive impairment in their patients[J]. Journal of Nutrition Health & Aging, 2010, 14 (8): 697.

[22] Panza F, Frisardi V, Capurso C, et al. Metabolic syndrome and cognitive impairment: current epidemiology and possible underlying mechanisms[J]. Journal of Alzheimer's Disease: JAD, 2010, 21 (3): 691-724.

[23] Sultana R, Perluigi M, Butterfield D A. Oxidatively modified proteins in Alzheimer's disease (AD), mild cognitive impairment and animal models of AD: role of Abeta in pathogenesis[J]. Acta Neuropathologica, 2009, 118 (1): 131-150.

[24] Frankfort S, Tulner L, Campen J V, et al. Amyloid beta protein and tau in cerebrospinal fluid and plasma as biomarkers for dementia: a review of recent literature [J]. Current Clinical Pharmacology, 2008, 3 (2): 123-131.

[25] Brambati S M, Belleville S, Kergoat M J, et al. Single- and multiple-domain amnestic mild cognitive impairment: two sides of the same coin[J]. Dementia & Geriatric Cognitive Disorders, 2009, 28 (6): 541-549.

[26] Forlenza O V, Diniz B S, Nunes P V, et al. Diagnostic transitions in mild cognitive impairment subtypes [J]. International Psychogeriatrics, 2009, 21 (6): 1088-1095.

[27] Doody R S. Evolving early (pre-dementia) Alzheimer's disease trials: suit the outcomes to the population and study design [J]. The Journal of Nutrition Health and Aging, 2010, 14 (4): 299-302.

[28] Ritchie L J, Tuokko H. Patterns of cognitive decline, conversion rates, and predictive validity for 3 models of MCI[J]. American Journal of Alzheimer's Disease and Other Dementias, 2010, 25 (7): 592-603.

[29] Perrin R J, Rebecca C S, Malone J P, et al. Identification and validation of novel cerebrospinal fluid biomarkers for staging early Alzheimer's disease[J]. Plos One, 2011, 6 (1): e16032.

[30] Teng E, Becker B W, Woo E, et al. Subtle deficits in instrumental activities of daily living in subtypes of mild cognitive impairment[J]. Dementia and Geriatric Cognitive Disorders, 2010, 30 (3): 189-197.

第3章

铝对工人认知功能的影响

从 1746 年德国科学家波特用明矾制得氧化铝，之后 1825 年丹麦科学家奥斯特用钾还原氧化铝得到少量金属铝，到 1888 年，美国匹兹堡建立第一家电解铝厂，铝生产进入了一个新阶段。由于资源丰富，性能良好，用途广泛，铝工业近几年发展非常迅速，其产量已跃居有色金属首位，是仅次于钢铁的第二大金属材料。我国从 2000 年开始铝产量一直居世界第一位，据统计，截至 2020 年底，我国电解铝建成产能达 4210 万吨，同比增加 9.29%，如此大规模的铝生产导致我国职业铝暴露人口众多。铝工业的发展已有百年历史，而与之伴随着的是人们对铝的神经毒性的认识越来越深入。职业铝接触人群作为高铝浓度暴露人群，一直是铝神经毒性研究的重点人群。大量的职业流行病学调查资料显示，职业铝暴露工人会出现明显的认知功能的损害。1992 年 White 等通过对 25 名来自同一铝冶炼厂的工人进行调查研究，报道了职业铝暴露可引起工人行动不协调、记忆力下降；2000 年 Riihimaki 等报道了铝焊接、铝熔铸、铝电镀等作业对工人认知功能的影响；2003 年 Giorgianni 等对 50 名铝焊工进行神经心理学测试，试验的结果表明，铝暴露导致记忆力、注意力的下降以及认知的改变；Meyer 等人根据大量文献进行 Meta 分析，结果显示职业铝暴露对神经系统损害存在剂量反应关系，尤以认知功能损害为重。本研究以电解铝工人为高铝暴露人群，通过行为测试组合量表评价工人的认知功能，分析不同铝作业人群认知功能损害特点及其影响因素。

3.1 退休铝电解工人认知功能

3.1.1 对象与方法

3.1.1.1 工厂的一般情况和操作流程

本文所调查的工厂为太原某电解铝厂，该厂 1958 年建成投入使用。采用现代铝工业生产的冰晶石-氧化铝熔融盐电解法。熔融冰晶石是溶剂，氧化铝作为溶质，以碳素体作为阳极，铝液作为阴极，通入强大的直流电后，在 950~970℃下，在电解槽内的两极上进行电化学反应，即电解。铝液通过真空抬包从槽内抽出，送往铸造车间，在保温炉内经净化澄清后，浇铸成铝锭或直接加工成线坯、型材等。电解铝厂工人主要接触铝烟和铝尘。

3.1.1.2 对象

以该厂 66 名电解车间退休工人作为接触组，对照工人来自同一地区的某面粉厂退休工人 70 名，对照工人无铝作业史。在调查期间都需要本人同意参加该项研究，并签署书面知情同意书。调查时发现有以下疾病或症状者将被排除：①脑部肿瘤；②帕金森病；③有严重或不稳定的其他内科疾病可影响脑功能或影响对认知功能的评价；④3 个月内有急性脑血管疾病史；⑤目前诊断为活动性癫痫；⑥调查时被诊断为痴呆的患者；⑦有严重感知觉障碍，使得不能完成认知功能测定者；⑧有抑郁、狂躁、焦虑、谵妄等精神疾病史；⑨不愿接受问卷调查和样本采集者。

3.1.1.3 血铝测定

采集空腹肘静脉血 2mL 静置分层后离心，以 2000r/min 的转速离心 5min，取上清 400μL，并移入 1.5mL 冻存管中，留待后续测定血浆铝含量。抽取血浆 400μL 至 2mL 的 EP 管中，加入 4%的稀硝酸 1600μL，充分振荡混匀，在常温下放置 24h 硝化（温度低可考虑在 60℃加热 2h）。硝化完成后取上层清液，采用 ICP-MS（NexlON 300D，PerkinElmer，USA）进行血浆铝浓度测定[1]。测定过程中，每个样品平行测定 2 次，取平均值为最终测定值；每测 10 个样品回测 1 次标准溶液浓度用于质量控制。此方法的测定范围、检出限、平均回收率、RSD 分别为 1~160μg/L、0.39μg/L、100.29%、0.03%~0.08%。低于检出限的值以检出限的一半表示。

3.1.1.4　问卷调查

采用自行设计的问卷调查表，收集研究对象的基本信息，包括年龄、性别、婚姻状况、教育水平、家庭收入、日常生活行为习惯及慢性病史等，详细询问职业史。同时进行心理行为问卷测试。

3.1.1.5　认知功能测试

采用简短精神状态量表（mini-mental state examination，MMSE）进行认知功能测试。该表简单易行，国内外广泛应用，是筛查痴呆的首选量表[2]。量表包括 5 个部分：定向力、即刻记忆、计算力、短时记忆及语言能力。总分 30 分，测试时统一导语，使受试者能完全理解导语并配合测试。测试方法和顺序严格按照 MMSE 测试指南的要求，由经过严格训练的人员完成[3]。

3.1.1.6　MCI 筛选界值划分标准

MMSE 量表得分：文盲≤17 分，小学≤20 分，初中及以上≤24 分为 MCI。

3.1.1.7　统计学处理

数据处理采用 SPSS 13.0 软件进行 t 检验、x^2 检验、逐步多元回归和 Logistic 回归。检验水准为双侧α=0.05。

3.1.1.8　质量控制

（1）设计阶段

在调查前进行量表的指导语及评分方面的培训，按照调查目的确定问卷的调查项目，并在调查前建立数据库（软件 Epidata3.1）。

（2）实施阶段

① 调查过程中有专人进行监督和质量控制。所用问卷采用统一的导语及评分标准，培训调查人员严格按照调查要求操作；问卷测试时，仅被试者本人与调查员单独处在某一安静环境中，进行一对一的认知功能测评；对于极度不配合的人员，当作无效问卷；及时核对、修正问卷信息，保证其完整性。

② 实验人员经过统一培训，规范采集血样并及时保存，血样的处理和分装由专人负责、监督。采用同一仪器、同一检测标准检测同一实验室指标，调查中使用的相关仪器设备均在检定周期内，并按时进行校准。

（3）数据录入及分析阶段

问卷调查数据采用 Epidata 3.1 软件均在当天进行双录入，并由专人进行核对修改，一致性检验合格后方可分析，保证问卷数据的准确性；数据处理、统计分析方法和各种模型的运用均由统计专业人员严格把关，保证统计分析方法正确、合理，结果稳定可信。

3.1.2 结果

3.1.2.1 两组人群一般情况比较

铝接触组为 66 名电解车间退休工人，年龄 50~75 岁，平均 62 岁，平均工龄为 30 年。对照工人来自同一地区的某面粉厂退休工人 70 名，年龄 50~74 岁，平均 60 岁，对照工人无铝作业史。统计分析两组之间年龄、工龄、受教育年限、经济状况、性别、生活习惯（吸烟、饮酒）均无统计学差异（$P>0.5$）（见表 3-1）。

表 3-1　两组人群一般情况

项目	对照组（n=70）	铝接触组（n=66）
年龄/岁	60.8 ± 7.9	62.3 ± 7.1
男	55（78.6%）	54（81.8%）
女	15（21.4%）	12（18.2%）
不吸烟	24（34.3%）	23（34.8%）
吸烟	46（65.7%）	43（65.2%）
不饮酒	27（38.6%）	18（27.3%）
饮酒	43（61.4%）	48（72.7%）
受教育年限/年	9.7 ± 3.5	9.1 ± 2.8
工龄/年	31.5 ± 6.0	30.2 ± 7.2
人均月收入/元	1103.57 ± 377.09	1066.67 ± 409.44

3.1.2.2 两组人群血铝水平

铝接触组工人的血铝平均值（测定值采用对数转换）为（25.18 ± 2.65）μg/L，对照组工人血铝平均值为（9.97 ± 2.83）μg/L。铝接触组血铝水平明显高于对照组，差异有统计学意义（$P<0.01$）。

3.1.2.3 两组人群 MMSE 测试结果

铝接触组工人的 MMES 总分为 26.13 ± 2.57，对照组为 27.89 ± 1.91，铝接触组得分明显低于对照组，差异有统计学意义（$P<0.05$）；且在时间和地点定向力、短时记忆、计算力及语言能力项目上铝接触组得分明显低于对照组，差异有统计学意义（$P<0.05$），见表 3-2。

表 3-2　两组 MMSE 得分比较（$\bar{x} \pm s$）

指标	对照组（n=70）	铝接触组（n=66）
MMSE	27.90 ± 1.91	26.12 ± 2.40[①]

指标	对照组（n=70）	铝接触组（n=66）
定向力	9.94 ± 0.23	9.70 ± 0.68[①]
即刻记忆	2.99 ± 0.12	2.94 ± 0.24
短时记忆	2.07 ± 0.92	1.68 ± 1.19[①]
计算力	4.20 ± 1.26	3.18 ± 1.80[①]
语言能力	8.69 ± 0.63	8.56 ± 0.66[①]

① 与对照组比较，$P<0.05$。

3.1.2.4 两组人群 MCI 的检出率

在铝接触组中 MCI 检出 12 例（18.2%），对照组中检出 4 例（5.7%），铝接触组 MCI 检出率明显高于对照组，差异有统计学意义（$P<0.01$）。

3.1.2.5 MMSE 总分的影响因素

以研究对象的 MMSE 问卷得分为因变量，以性别、年龄、受教育年限、吸烟、饮酒、平均收入、血铝为自变量做多元逐步回归分析。结果发现，MMSE 问卷得分的主要影响因素是性别、年龄、受教育年限和血铝水平，其标准偏回归系数分别为-0.311、-0.441、0.412 和-0.568（$P<0.01$）。

3.1.2.6 MCI 检出率与血铝的关系

应用 Logistic 回归分析结果显示，研究人群 MCI 检出率与血铝明显正相关（OR=1.168，OR 的 95%CI 为 1.136%~1.178%，$P<0.01$）。

3.1.3 讨论

长期以来铝被认为是一种毒性很低的金属，被广泛应用于生产和生活领域。但近几年的研究表明，铝可扰乱生物体内的代谢，长期缓慢地对人类健康造成危害。铝的慢性毒性恰恰说明了铝的蓄积作用。血铝一直被认为是反映近期铝接触情况的指标，研究发现，即使在铝作业退休工人脱离铝接触 7 年左右，还是可以通过测定血铝浓度监测其体内铝负荷情况。Polizzi 等测定已退休 10 年的从事铝冶炼的职业人群的血铝，结果显示其血铝浓度仍高于对照人群近 3 倍，说明血铝浓度是反映体内铝负荷较合适的生物监测指标。

越来越多的研究资料表明铝对神经系统具有毒性作用。MMSE 是最具影响的认知缺损筛选工具之一，能全面、准确、迅速地反映被试者智力状态及认知功能缺损程度[4]。本研究 MMSE 问卷结果显示铝作业退休工人的 MMSE 总分、时间和地点定向力、短时记忆、计算力及语言能力明显下降。有研究报道了铝作业工人的短期记忆力可受损。有人对 50 名铝作业人员进行神经心理测试，结果显示铝对工人记忆力有明显影响，可导致认知功能的改变。上述研究与本次调查结果一致，均显示铝可影响认知功能，尤以记忆功能的损害最为明显。而记忆障碍是 MCI 最基本和最主要的特征。MCI 被认为是老年性痴呆进行预防性干预的最佳阶段[5]。目前鲜见有关铝与 MCI 之间联系的相关文献，Polizzi 等通过对铝冶炼厂退休工人进行认知功能检测，发现职业铝接触可引起老年性痴呆临床前期的病变，即 MCI 的发生。本研究应用 MMSE 问卷进行 MCI 筛查，结果显示铝作业退休工人 MCI 的检出率为 18.2%，明显高于对照人群。有文献报道我国老年人 MCI 的患病率为 3%~8%。乌鲁木齐调查 1511 名 60 岁以上老年人 MCI 患病率为 9.79%[6]。北京城乡 MCI 患病率为 8.9%[7]。本次调查结果显示铝接触人群 MCI 检出率均高于上述普通人群MCI 的患病率，提示铝可能是 MCI 发病的危险因素之一。

应用多元逐步回归分析发现影响 MMSE 总分的主要因素是年龄、性别、受教育程度、血铝，说明年龄越大、受教育水平越低、血铝水平越高，患 MCI 的概率就越大。有文献报道，60~70 岁以上的老年人群 MCI 患病率为 18%，70~80 岁约为 27%，80 岁以上约为 30%。德国莱比锡的一项研究显示，年龄越大患 MCI 的概率就越大，年龄是其重要的危险因素。也有研究显示，MCI 与受教育程度有密切关系，本研究提示低教育水平是 MCI 的危险因素。美国奥姆斯特德县的调查显示，在调整年龄和受教育程度后，男性的 OR 值是 1.54（95%CI 1.21%~1.96%），这与本次研究结论一致。

为了进一步分析 MCI 与血铝的关系，应用 Logistic 回归分析显示铝作业工人MCI 检出率与血铝水平明显正相关。目前国外有两项队列研究结果显示饮水铝含量与 AD 有关联，RR 值均＞1。本次研究说明长期铝接触可引起工人的认知功能障碍，可能增加 MCI 患病的风险。

3.2 在岗铝电解工人认知功能

3.2.1 对象与方法

3.2.1.1 研究对象

采用整群抽样法，抽取山西某铝厂电解铝车间和氧化铝车间的 480 名男性铝作业工人作为研究对象，实际有效问卷 418 份，有效回收率为 87.08%。

3.2.1.2 实验方法

（1）血液分离处理

采集 10mL 空腹静脉血液，置入抗凝采血管，待其分层后，以 2000r/min 的转速离心 5min，取上清液 400μL，并移入 1.5mL 冻存管中，分装处理后冻存带回实验室进行分析。

（2）血浆铝含量测定

① 仪器及设定。仪器：Thermo iCE 3500 型高性能原子吸收光谱仪、Thermo 铝空心阴极灯以及 Thermo 热解涂层石墨管（Thermo Fisher Scientific，美国）。工作波长 309.3nm；灯电流 80μA；光谱通带宽 0.5nm；高纯氮载气流量 0.2L/s；测量方式为峰面积积分吸收；背景校正：D2。操作步骤：干燥，100℃ 15s，110℃ 1s；灰化，600℃ 5s；原子化，1400℃ 5s，2600℃ 3s；清洗，2750℃ 3s[8]。将待测样品加入自动进样盘后系统自动测量。

② 试剂配制。

a. 1%硝酸稀释液：优级分析纯硝酸 1%，Triton100 0.2%，用纯净水定容至 500mL。

b. 10%硝酸浸泡液：硝酸 10%，用纯净水定容至 5L。

c. 铝标准应用液：用 1%硝酸稀释液将铝标准贮备液（钢铁研究总院分析测试研究所北京纳克分析仪器有限公司）稀释至 20μg/L。

③ 实验用耗材处理。实验用具为塑料制品，禁用玻璃制品。使用前先用 10%硝酸浸泡液浸泡 3 天消除铝等杂质的影响，然后用超纯水清洗五遍，纯净水清洗两遍。

④ 血浆样品处理。将 100μL 血浆加入 1900μL 1%硝酸稀释液中，4℃消化 24h。

3.2.1.3　问卷调查

采用面对面形式进行问卷调查，收集工人的基本情况。

3.2.1.4　认知功能测试

① 简易精神状态量表（MMSE）。测试内容及要求同 3.1.1.5。

② 画钟测验（clock-drawing test，CDT）。CDT 可以在不同的语言和环境中使用，常用于筛查执行和视空间知觉功能损害者，评价指标为画钟测验得分[10,11]。本研究采用常用的 4 分法：绘制完整闭合的圆计 1 分，标上完整的 12 个数字计 1 分，数字位置及顺序正确计 1 分，指针位置正确计 1 分。

③ 数字广度测试（digit-span test，DST）。DST 包括顺序测试（digit span forward test，DSFT）和倒序测试（digit span backward test，DSBT），主要测试内容为听觉注意和听觉记忆能力。DST 总分侧重反映注意力的集中程度，共有 DST、DSFT 和 DSBT 3 个指标[12]。正确回忆 1 组数字序列得 1 分，DSFT 和 DSBT 分别累计得分。

④ 物体记忆测验（fuld object memory evaluation，FOME）。FOME 包括首次回忆个数、再次回忆个数、末次回忆个数 3 个指标，主要用于评价被试者的延时记忆能力，常与 DST 联用，可检出以记忆受损为主的认知功能障碍，还可反映触觉、视

觉、听觉等多方面的功能[13]。评分为0~30分。

⑤ 简单反应时（simple reaction time，SRT）测试。该测试可以衡量被试者的注意力和反应速度[14,15]，包含3个指标。本研究中使用行为测试仪进行测试[16]。测试中，会有3种不同颜色的灯随机亮起，被试者应立即区分并按下按钮，总共测试30次。仪器会自动记录操作正确的次数，并给出SRT、SRT最快值（fastest of simple reaction time，SRTF）和SRT最慢值（slowest of simple reaction time，SRTS）。主要根据问卷以及量表包含的问题进行询问、测试得分。

3.2.1.5 统计学方法

利用Epidate3.0软件建立数据库并录入数据，应用SPSS17.0软件进行数据处理。多组计量资料比较用单因素方差分析，两两比较采用LSD或Dunnett检验；利用Pearson相关分析两正态变量的相关性；检验水准$\alpha=0.05$。

3.2.2 结果

3.2.2.1 职业铝接触工人血铝水平及一般情况

根据血铝水平P_{25}和P_{75}将职业铝接触工人分为三组：低血铝组（64.00μg/L ± 17.78μg/L），中血铝组（132.59μg/L ± 27.45μg/L），高血铝组（244.45μg/L ± 69.86μg/L）。不同血铝水平工人的基本情况，包括年龄、文化程度、工龄、吸烟、饮酒，无明显差异。见表3-3。

表3-3 不同血铝水平工人的一般情况（$\bar{x} \pm s$）

分组	例数	年龄/岁	文化程度/年	工龄/年	吸烟/%	饮酒/%
低血铝组	104	39.84 ± 5.52	9.58 ± 1.76	23.20 ± 5.93	76.9	28.8
中血铝组	210	40.52 ± 5.90	9.38 ± 1.57	23.96 ± 6.15	66.7	31.0
高血铝组	104	40.92 ± 5.87	9.40 ± 1.48	24.37 ± 6.10	70.2	25.0

3.2.2.2 不同血铝水平工人认知功能测试结果

经方差分析，不同血铝水平工人MMSE（F=6.307，$P<0.01$）、DS（F=3.129，$P<0.05$）、FOM（F=3.194，$P<0.05$）、SRTT（F=3.053，$P<0.05$）测试得分不相同，差异具有统计学意义（$P<0.05$）；经两两比较显示，与低血铝组相比，高血铝组、中血铝组MMSE得分明显降低（$P<0.05$）；DS、FOM得分高血铝组比低血铝组和中血铝组均明显降低（$P<0.05$）；SRTT测试反映反应速度及注意力，用平均反应时间表示，高血铝组比低血铝组和中血铝组平均反应时间均明显增高（$P<0.05$）。见表3-4。

表 3-4　不同血铝水平工人认知功能测试得分比较（$\bar{x} \pm s$）

分组	例数	MMSE	DS	FOM	SRTT
低血铝组	104	28.92 ± 1.06	16.92 ± 4.05	25.01 ± 3.28	458.57 ± 77.99
中血铝组	210	28.55 ± 1.48*	16.58 ± 4.34	24.74 ± 3.48	463.79 ± 78.64
高血铝组	104	28.17 ± 1.94*	15.53 ± 4.30*#	23.86 ± 3.84*#	484.68 ± 91.57*#

注：*表示与低血铝组相比，$P<0.05$；#表示与中血铝组相比，$P<0.05$。

3.2.2.3　血铝水平和认知功能相关性分析

Pearson 相关分析显示血铝水平和认知功能两者存在不同程度的相关性。血铝水平与 MMSE 存在负相关（$r=-0.306$，$P<0.01$），与 FOM 存在负相关（$r=-0.243$，$P<0.05$），与 SRTT 存在正相关（$r=0.262$，$P<0.05$），说明随着血铝水平增高，MMSE、FOM 测试得分降低，平均反应时间延长，见表 3-5。

表 3-5　血铝与认知功能相关分析

指标	血铝	MMSE	DS	FOM	SRTT
血铝	1	−0.306**	−0.145	−0.243*	0.262*
MMSE		1	0.217	0.064	−0.385**
DS			1	0.004	−0.098
FOM				1	−0.126
SRTT					1

注：**表示双侧检验 $P<0.01$；*表示双侧检验 $P<0.05$。

3.2.3 讨论

近几年，铝作为一种重要的职业有害因素，它对职业铝接触人群的健康影响越来越受到关注。其中铝对神经系统的作用受到学者们的深入研究。自 20 世纪 90 年代以来，国外逐渐有报道铝的神经毒性，研究发现职业性铝尘接触可以导致工人体内铝负荷增高；1990 年 Hosovski 发现多年职业性暴露于高浓度铝的作业工人记忆能力降低，以及精神情感状态失衡，这种精神智力改变可能是铝的长期毒性效应；另外，在铝焊作业人员中同样观察到与暴露相关的学习记忆及注意力等精神改变；随后国内外大量研究表明，职业铝暴露工人会出现明显的认知功能损害，而且存在剂量反应关系[17-22]。2015 年 Yang Xiaojuan 选取 366 名铝暴露工人作为研究对象，通过 MMSE 测试进行认知功能检测，结果显示 MMSE 总分随血铝浓度升高而降低；同时发现随着血铝浓度的升高，轻度认知功能障碍的检出率显著增加。本次研究联合使用 MMSE、DS、FOM 及 SRTT 检测铝接触工人的认知功能，分别反映铝接触工人的精神状态、听觉记忆力、短时记忆力和反应速度及注意力。结果显示，随着职业铝接触人群血铝水平的增加，MMSE 总分降低，差异有统计学意义（$P<0.05$）；这与上述 Yang Xiaojuan 的结果一致；DS、FOM 的得分高血铝组比低血铝组和中血铝组均明显降低（$P<0.05$）；SRTT 测试用平均反应时间表示，高血铝组比低血铝组和中血铝组平均反应时间均明显增高（$P<0.05$），说明职业铝接触对作业人员的精神状态、记忆力以及反应速度和注意力有一定的影响，上述结果均显示了铝对职业铝暴露工人的认知功能在临床前期的损害效应。

3.3 铝作业工人认知功能因子分析

3.3.1 对象与方法

3.3.1.1 对象

采用整群抽样的方法年调查了山西省某大型铝厂，本次研究共纳入 1304 名铝电解作业工人及检修车间工人。研究对象在车间工作过程中均配备相同的防护措施，包括口罩、防护面罩、防护服和防护眼镜。纳入标准：年龄 20~60 岁，工作环境中存在铝暴露。剔除标准：长期服用含铝胃药；曾经受过脑外伤；已知本人或父母患有精神和神经系统疾病；极度不配合。所有受试者均已签署知情同意书，研究方案经山西医科大学医学伦理委员会批准（编号：2014059）。

3.3.1.2 方法

（1）一般情况调查

采用研究组自行设计的职业流行病学调查问卷在相同条件下收集工人的一般情况资料（年龄、性别、婚姻状况、教育水平、职业史、疾病史和生活习惯）和认知功能情况。

（2）认知功能测试

认知功能测试见 3.2.1.4。

（3）公共因子提取和命名

从原始认知功能观察指标中提取公共因子，因子载荷是原始指标与公共因子之间的相关系数，它反映了两者之间相互联系的密切程度，体现了原始指标的信息在公共因子上的反映程度。当变量在某因子上的因子载荷大于 0.5 时，表示该因子可较好地代表变量，提取为公共因子，并结合各原始指标的内容进行命名。

（4）血浆铝浓度测定

测定方法见 3.1.1.3。

（5）质量控制

质量控制见 3.1.1.8。

3.3.1.3 统计学分析

所有数据采用 EpiData 3.0 软件双人录入。采用因子分析提取能够代表认知功能指标的公共因子，然后以认知功能指标因子得分作为研究对象的认知功能评价得分；采用方差分析进行组间认知功能公共因子得分的比较；以认知功能公共因子为应变量，调整年龄、文化程度、婚姻状况、吸烟、饮酒等因素，将血铝浓度（经过对数转换）分别作为连续变量、分类变量进行多重线性回归分析，并对相应的回归系数进行反变换 $\{100 \times [(\exp(\beta)-1)]\}$ 以获得公共因子得分的百分比变化值 Z $[Z=100\% \times (e^b-1)]$。使用软件 SAS 9.4 进行统计分析，检验水准 $\alpha=0.05$，双侧检验。

3.3.2 结果

3.3.2.1 研究对象一般情况

本研究共纳入 1304 名铝电解作业工人及检修车间工人，均为男性，年龄为 20~56 岁，血浆铝浓度中位数（P_{25}, P_{75}）为 26.3（11.8, 50.7）μg/L。根据三分位法将研究对象分为三组，分别表示为 Q1 组（<16.21μg/L）、Q2 组（16.21~40.83μg/L）、Q3 组（≥40.83μg/L）。三组在年龄、文化程度、婚姻状况、吸烟、饮酒等方面的差异均无统计学意义（$P>0.05$），见表 3-6。

表 3-6 研究对象的一般情况（$n=1304$）

变量	总体	Q1（$n=435$）	Q2（$n=433$）	Q3（$n=436$）	P
血铝浓度 [M（P_{25}, P_{75}）]	26.3μg/L （11.8, 50.7）	8.1μg/L （4.2, 11.8）	26.3μg/L （20.6, 32.6）	63.7μg/L （50.4, 90.1）	<0.01
年龄（$\bar{x} \pm s$）/岁	39.9 ± 7.5	40.4 ± 7.8	40.0 ± 7.6	39.3 ± 7.1	0.099
文化程度*					0.121
初中及以下	529（40.6%）	155（35.6%）	188（43.3%）	187（43.0%）	
高中	639（49.0%）	232（53.3%）	199（46.0%）	208（47.6%）	
大专及以上	136（10.4%）	48（11.1%）	46（10.7%）	41（9.4%）	
婚姻状况*					0.177
是	1253（96.1%）	416（95.6%）	412（95.1%）	425（97.5%）	
否	51（3.9%）	19（4.4%）	21（4.9%）	11（2.5%）	
吸烟					0.475
是	895（68.6%）	289（66.4%）	303（70.0%）	303（69.5%）	
否	409（31.4%）	146（33.6%）	130（30.0%）	133（30.5%）	

变量	总体	Q1（n=435）	Q2（n=433）	Q3（n=436）	P
饮酒					0.089
是	424（32.5%）	159（36.5%）	132（30.5%）	133（30.5%）	
否	880（67.5%）	276（63.5%）	301（69.5%）	303（69.5%）	

注：*表示有少量资料缺失。

3.3.2.2 研究对象认知功能的因子分析

表 3-7 为经过最大方差法旋转的公共因子矩阵，DST、DSFT、DSBT 在第 1 个公共因子上的载荷较高，所以公共因子 1 命名为注意力；首次回忆个数、再次回忆个数、末次回忆个数在第 2 个因子上的载荷较高，将公共因子 2 命名为长延时记忆力；SRT、SRTF、SRTS 在第 3 个公共因子上的载荷较高，将公共因 3 命名为反应能力；定向力、CDT 在第 4 个公共因子上的载荷较高，将公共因子 4 命名为执行功能；同样根据载荷，将公共因子 5 命名为短延时记忆力，公共因子 6 命名为即刻记忆力。

表 3-7　1304 名铝暴露工人原始认知功能指标的公共因子矩阵

指标	公共因子1	公共因子2	公共因子3	公共因子4	公共因子5	公共因子6
DST	0.982	0.075	−0.059	0.058	0.094	0.0
DSFT	0.870	−0.002	−0.050	0.029	−0.009	0.007
DSBT	0.079	0.136	−0.050	0.072	0.176	0.026
再次回忆个数	0.054	0.852	−0.073	0.021	0.039	−0.018
末次回忆个数	0.040	0.850	−0.073	0.018	0.035	−0.002
首次回忆个数	0.079	0.735	−0.011	−0.015	0.062	0.073
VFT	0.316	0.332	−0.114	0.187	0.286	−0.107
SRTF	−0.032	0.002	0.777	0.022	−0.065	−0.005
SRTS	−0.036	−0.087	0.713	−0.097	0.038	0.005
CDT	0.082	0.075	−0.084	0.716	0.077	−0.140
定向力	−0.016	−0.017	−0.044	0.701	−0.107	0.331
回忆能力	−0.011	0.092	−0.105	−0.175	0.085	0.144
注意力和计算力	0.294	0.134	0.061	0.249	0.472	0.008
语言能力	0.216	−0.097	−0.010	0.421	0.433	−0.151
短时记忆力	0.037	0.035	−0.007	0.021	0.080	0.919

注：因子 1~6 分别代表注意力、长延时记忆力、反应能力、执行功能、短延时记忆力和即刻记忆力。

3.3.2.3 不同铝暴露组认知功能公共因子得分比较

不同暴露组的认知功能得分结果显示，仅公共因子 4 得分，即执行功能在三组间的差异有统计学意义（P<0.05）。见表 3-8。

表3-8 不同铝暴露组工人认知功能公共因子得分

公共因子	Q1	Q2	Q3	F	P
因子1：注意力	0.085	−0.035	−0.050	2.37	0.094
因子2：长延时记忆力	−0.042	0.040	0.003	0.73	0.482
因子3：反应能力	0.039	0.012	0.027	0.52	0.592
因子4：执行功能	0.114	−0.022	−0.093	4.82	0.008
因子5：短延时记忆力	−0.034	0.004	0.030	0.46	0.629
因子6：即刻记忆力	−0.062	0.036	0.025	1.26	0.285

3.3.2.4 血铝浓度对认知功能影响的多重线性回归分析

当血铝浓度作为分类变量时，在Q3组中，公共因子1和公共因子4与血铝浓度呈负相关（b分别为−0.136和−0.180，$P<0.05$），与Q1组相比，公共因子1、公共因子4得分分别下降12.7%、16.5%。公共因子2、3、5、6与血铝浓度间不存在相关关系（$P>0.05$）。当血铝浓度作为连续变量时，趋势检验显示血铝浓度与公共因子1、4的因子得分存在剂量-效应关系（$t=-2.15$、-2.67，$P<0.05$），与公共因子2、3、5、6的因子得分不存在剂量-效应关系（$t=0.27$、1.19、1.29和1.28，$P>0.05$）。图3-1显示了血铝浓度与认知功能各公共因子间的关系。

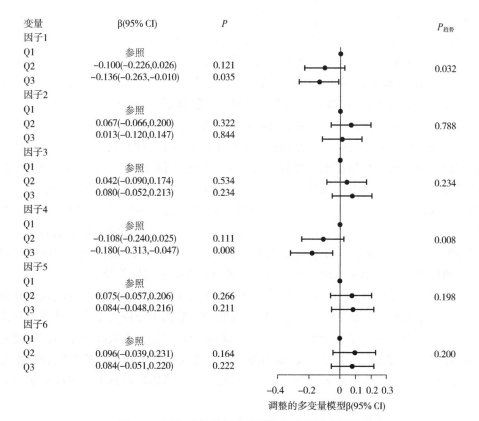

图3-1 认知功能指标成分因子与血铝浓度间的关系

3.3.3 讨论

认知功能包括学习、记忆、语言、执行功能、方向、注意力、视觉空间推理等多个认知领域，大量流行病学研究表明，职业铝暴露可引起认知功能的轻度损害，导致 MCI[23-25]。Akila 等对 79 位铝焊工进行了神经心理学测试，结果显示，高铝暴露（尿液中铝浓度为 9.98μmol/L）的焊工在空间任务中表现不佳；Bast-Pettersen 等研究 20 名铝焊工发现职业铝暴露可以影响焊工的反应时间；任佩等调查了 358 名铝作业工人，发现铝暴露会对工人造成一定程度的记忆障碍；Lu 等通过调查退休铝冶炼工人，发现铝暴露降低了工人的定向力、短期记忆和计算能力；Guo 等研究了 167 名职业铝暴露工人，发现年轻工人记忆力变差，老年工人运动活动和准确性受到损害。然而，这些研究样本量较小，主要关注单一认知功能改变，未能综合认知功能改变的有效信息以探究职业铝暴露对支配认知表现的潜在变量的影响。而因子分析则可以通过挖掘不同量表认知功能的全面信息，综合不同量表中相关性较高的原始认知指标，从原始认知指标提取能够反映各认知功能的公共因子，避免重复信息所造成的数据分析冗杂，较全面地评价职业铝暴露对工人认知功能损害的具体方面。因此，本次研究充分考虑组合问卷中认知功能评价指标间的相关性，采用因子分析的方法分析职业铝暴露对工人认知功能的损害。

本研究根据血铝浓度将研究对象分为低暴露组、中暴露组、高暴露组，采用因子分析从 16 个原始认知功能指标中提取了注意力、长延时记忆力、反应能力、执行功能、短延时记忆力和即刻记忆力 6 个因子，既可以很好地保留原始变量的信息，又可以减少分析指标，避免了多个指标间的共线性。采用多重线性回归分析血铝浓度与各公共因子间的关系，发现血铝浓度与注意力因子、执行功能呈负相关，且两者的损害均出现在高暴露组，相较于低暴露组分别下降 12.7%、16.5%；趋势检验结果显示，随着血铝浓度的升高，工人的注意力、执行功能下降，与 Akila 等、王姗姗等的研究结果均一致。Hänninen 等曾对 17 名铝焊工进行神经心理学评估，发现职业铝暴露可损害焊工的短期记忆力，Buchta 等发现职业接触铝焊接烟雾的工人反应能力下降。本研究未直接观察到职业铝暴露对反应能力、即刻记忆力和延时记忆力的损害，提示铝暴露对记忆力的损害可能存在类别选择差异。

本次研究采用因子分析从多个认知功能指标中提取公共因子，较深层次地分析了职业铝暴露对工人认知功能的影响，发现职业铝暴露主要损害工人的注意力和执行功能。本研究整合了 6 种问卷所包含的 16 个分析指标，大大降低了回归建模的不稳定性，为职业性铝暴露对认知功能的损害研究提供了新的分析方法和数据支持；但是研究未能结合临床数据，应在后续研究中结合临床数据进一步探索职业铝暴露对认知功能的损害特点。

3.4 铝作业工人 MCI 亚型特点

3.4.1 对象与方法

3.4.1.1 对象

收集山东某铝厂电解车间工人及铝矿工人等共 172 例男性工人为研究对象，年龄 32~61 岁，平均年龄 46 岁，平均工龄为 26 年。根据研究对象的工种进行分组：将电解铝工、铝矿工等职业接触铝工人纳入接触组（70 例），司机、管理人员及维修工等非职业接触工人（102 例）为对照组。

3.4.1.2 血铝测定

血铝测定见 3.2.1.2。

3.4.1.3 问卷调查

问卷调查见 3.1.1.4。

3.4.1.4 认知功能测试

认知功能测试见 3.2.1.4。

3.4.1.5 MCI 筛检标准

初中及以上 MMSE 得分≤26 分，小学≤22 分，文盲≤19 分并且 CDT≤2 为 MCI[26]。

3.4.1.6 MCI 分型标准

参考 Petersen[27]分型标准。

① aMCI 主观的认知功能改变；能够独立完成日常生活活动；记忆领域的损害水平超出与其年龄和教育水平相匹配的正常水平的 1.0 标准差（s）。

② non-aMCI 主观的认知功能改变；能够独立完成日常生活活动；除记忆领域外的其他认知领域受损（包括定向力、计算力、语言词汇运用力、语言词汇理解力及视空间能力），损害水平超出与其年龄和教育水平相匹配的正常水平。

3.4.1.7 统计学分析

数据采用 SPSS 13.0 软件进行统计学分析，计算平均数、t 检验、χ^2 检验和 Logistic 回归分析。

3.4.2 结果

3.4.2.1 两组工人基本情况

接触组与对照组工人年龄、工龄、受教育程度、吸烟、饮酒状况相比，差异没有统计学意义（$P>0.05$）。见表3-9。

表3-9 两组工人基本情况（$\bar{x} \pm s$）

分组	接触组（70例）	对照组（102例）
年龄/年	45.90 ± 5.49	46.69 ± 5.02
工龄/年	25.88 ± 6.12	26.38 ± 7.38
受教育年限/年	9.15 ± 2.82	9.72 ± 3.58
人均月收入/元	1266.67 ± 409.44	1353.55 ± 377.12
吸烟率/%	65.15	65.71
饮酒率/%	72.73	72.54

3.4.2.2 血铝浓度

接触组血铝浓度为（72.45 ± 9.25）μg/L，对照组为（19.9 ± 10.65）μg/L，接触组血铝浓度明显高于对照组，差异有统计学意义 $P<0.01$。

3.4.2.3 认知功能测试情况

接触组 MMSE 总分低于对照组，两组间 MMSE 分项指标短时记忆力、注意力和计算力得分低于对照组，差异有统计学意义（$P<0.05$）；回忆能力分项接触组明显低于对照组，差异有统计学意义（$P<0.01$）；定向力、语言能力分项接触组与对照组差异无统计学意义（$P>0.05$）；接触组 CDT、DP、FOM 得分也低于对照组，差异有统计学意义（$P<0.05$）；RVR 得分接触组与对照组差异无统计学意义（$P>0.05$）。与对照组相比，接触组工人认知能力有明显下降，且损伤以记忆能力为主，对其语言表达能力的影响不明显。见表3-10。

表3-10 两组工人认知功能测试结果比较（$\bar{x} \pm s$）

分组	接触组（70例）	对照组（102例）
MMSE总分	26.89 ± 2.15*	27.55 ± 1.82
定向力	9.90 ± 0.30	9.95 ± 0.29
短时记忆力	2.95 ± 0.33*	2.99 ± 0.09
注意力和计算力	3.87 ± 1.38*	4.28 ± 1.26

分组	接触组（70例）	对照组（102例）
回忆能力	1.80 ± 0.60*	2.05 ± 0.69
语言能力	8.44 ± 0.62	8.47 ± 0.59
CDT	2.50 ± 0.65*	2.73 ± 0.60
DP	7.43 ± 1.83*	8.16 ± 2.13
FOM	22.01 ± 3.41*	23.35 ± 3.42
RVR	32.28 ± 6.52	32.10 ± 6.74

注：*表示与对照组相比，$P<0.05$。

3.4.2.4　两组工人 MCI 检出率

172 例研究对象中共检出 MCI 35 例（20.3%），其中高血铝组 20 例（28.6%），低血铝组 15 例（14.7%），高血铝组 MCI 检出率明显高于低血铝组，差异有统计学意义（$P<0.05$），见表 3-11。

表 3-11　MCI 患者在两组间的分布情况

分组	例数	患病率/%	MCI		χ^2	P
			阳性	阴性		
接触组	70	28.6	20	50	4.924	0.026
对照组	102	14.7	15	87		

3.4.2.5　MCI 分型

遗忘型轻度认知功能障碍（amnesia mild cognitive impairment，aMCI）26 例（74.3%），其中高血铝组 18 例（90.0%），低血铝组 8 例（53.3%）；非遗忘型轻度认知功能障碍（non-amnestic mild cognitive impairment，non-aMCI）9 例（25.7%），高血铝组 2 例（10.0%），低血铝组 7 例（46.7%）。高血铝组 aMCI 构成比明显高于低血铝组，差异有统计学意义（$P<0.05$）。铝接触工人 MCI 患者中 aMCI 比例较高，见表 3-12。

表 3-12　aMCI 患者在两组间的分布情况

分组	例数	MCI		χ^2	P
		aMCI	non-aMCI		
接触组	20	18	2	6.033	0.014
对照组	15	8	7		

3.4.2.6　aMCI 影响因素

以 aMCI 为因变量，性别、年龄、工龄、吸烟、饮酒、血铝等可能的影响因素作为自变量建模进行 Logistic 回归分析，影响 aMCI 发病的危险因素有年龄、工龄、血铝含量。见表 3-13。

表 3-13　aMCI 患病危险因素分析

回归分析	常数项	年龄	工龄	血铝
S_b	2.690	0.537	0.596	0.779
P	<0.001	0.003	0.021	0.044
OR	—	4.952	3.944	4.790

3.4.3 讨论

血铝一直被认为是反映工人体内铝负荷较为合适的生物监测指标，郭智勇等选取电解铝工人 65 人和对照工人 52 人测定血液中铝浓度，暴露组血清铝浓度明显增高，认为血清铝浓度可以较清晰地反映机体铝负荷情况；Polizzi 对铝冶炼厂工人进行研究，以已退休 10 年的职业人群为实验组测得血铝浓度仍高于对照人群近 3 倍。由于个体差异及个人防护措施的影响，环境暴露水平不能真实反映工人自身的真实暴露状况，本次研究以在职铝接触工人血中铝含量反应工人的铝接触水平，更加科学，便于流行病学调查及临床推广应用。

职业铝接触人群数量倍增，铝的安全问题越来越引起人们的重视，大量的实验动物研究及人群流行病学研究均表明铝对神经系统具有毒性作用。长期铝染毒可影响大鼠的神经系统和记忆功能[28]，导致小鼠认知功能障碍[29]。Moore 及 Campbell 等研究认为，铝的过量接触和蓄积可能是患 AD 的原因之一；透析性脑病患者长期接受含有大剂量铝的药物的治疗，出现 AD 样病变，并伴有视觉、记忆力和注意力下降等神经功能障碍。另外，研究表明，长期职业性暴露于高浓度铝环境的工人出现感知与运动速度下降、记忆损伤。有研究表明，电解铝作业对中枢神经系统高级功能损害明显，影响工人的认知功能和运动功能，尤其表现在注意力、记忆、运动敏捷度与准确性下降及情感状态异常。铝在体内的蓄积可以导致动物与人行为能力和学习记忆能力下降，出现认知功能障碍。MMSE、CDT 涵盖的认知项目较为广泛，敏感度较高，操作简单方便，能够快速对受试者的认知状况进行测定，本次研究联合使用 MMSE 及 CDT 双实验检测工人的认知功能，DP、FOM、RVR 检测工人的记忆能力。高血铝组 MMSE、CDT、DP、FOM 及 RVR 实验得分明显低于低血铝组，提示高剂量铝接触对工人的认知功能与记忆能力有损伤，与上述文献研究结果一致。

Polizzi 等人通过对铝冶炼厂退休工人进行认知功能检测，发现职业铝接触引起 AD 临床前期的病变即 MCI 的发生。前期对某铝厂退休工人认知功能研究发现，长期铝接触可引起工人的认知功能障碍，可能是 MCI 发病的危险因素之一。本次 172 例研究对象中出现 35 例 MCI 患者，其中高血铝组 20 例（28.6%），低血铝组 15 例（14.7%），高血铝组 MCI 检出率明显高于低血铝组，提示长期铝暴露可引起工人的认知功能障碍，对于铝作业人员来说铝暴露可能是 MCI 发病的危险因素之一，与前期研究结果相吻合。aMCI 以记忆损伤为主；记忆损害不严重，存在其他如语言、执行功能、视空间技能等领域的认知损害，则为 non-aMCI[30]；关于铝致 MCI 亚型分布的特点国内外鲜见报道。本研究中 aMCI 26 例，占总数的 74.3%，其中高血铝组 18 例占 90.0%，低血铝组 8 例占 53.3%；non-aMCI 9 例，占总数的 25.7%。两组 aMCI 构成比均高于 non-aMCI，与铝的神经毒性以学习记忆损伤为主相符合，提示长期铝暴露更易导致 aMCI 的发生。MCI 中 aMCI 更易转化为 AD，提示铝增加了 MCI 转化为 AD 的风险。

应用 Logistic 回归分析发现 aMCI 患者的 MMSE 得分的主要影响因素是年龄、工龄及血铝含量，说明年龄越大，工龄越长，血铝水平越高，aMCI 的患病概率就越大。

综上所述，长期职业性铝暴露是 MCI 发病的危险因素，且职业性铝暴露引起的 MCI 的亚型以 aMCI 为主。应加强对职业场所中铝浓度的控制，定期对铝职业接触人群进行健康体检，筛查认知功能障碍者脱离铝暴露岗位以保护职业人群的身体健康。

参考文献

[1] Emmett S E. ICP-MS: a new look at trace elements in Alzheimer's disease[J]. Progress in Clinical & Biological Research, 1989, 317（3）: 1077.

[2] Duro D, Simões M R, Ponciano E, et al. Validation studies of the Portuguese experimental version of the montreal cognitive assessment （MoCA）: confirmatory factor analysis[J]. Journal of Neurology, 2010, 257（5）: 728-734.

[3] Hensel A, Angermeyer M C, Riedel-Heller S G. Measuring cognitive change in older adults: reliable change indices for the mini-mental state examination[J]. Journal of Neurology Neurosurgery & Psychiatry, 2007, 78（12）: 1298-1303.

[4] Gates N, Valenzuela M. Cognitive exercise and its role in cognitive function in older adults[J]. Current Psychiatry Reports, 2010, 12（1）: 20-27.

[5] Petersen R C, Roberts R O, Knopman D S, et al. Mild cognitive impairment: ten years later[J]. Archives of Neurology,

2009, 66（12）：1447-1455.

[6] 朱晓琼, 周晓辉, 岳蕴华, 等. 乌鲁木齐市社区老年人轻度认知功能障碍的患病率调查[J]. 新疆医科大学学报, 2009, 32（5）：578-580.

[7] 汤哲, 张欣卿, 吴晓光, 等. 北京城乡老年人轻度认知障碍患病调查[J]. 中国心理卫生杂志, 2007, 21（2）：116-118.

[8] 宋斐翡. 职业铝接触对携带 ApoEε4 基因的作业工人认知功能的影响及 tau 蛋白表达的变化[D].太原：山西医科大学, 2014.

[9] Folstein M F, Folstein S E, McHugh P R. "Mini-mental state". a practical method for grading the cognitive state of patients for the clinician[J]. J Psychiatr Res, 1975, 12（3）：189-198.

[10] Kim Y S, Lee K M, Choi B H, et al. Relation between the clock drawing test （CDT）and structural changes of brain in dementia[J]. Arch Gerontol Geriatr, 2009, 48（2）：218-221.

[11] Pinto E, Peters R. Literature review of the clock drawing test as a tool for cognitive screening[J]. Dement Geriatr Cogn Disord, 2009, 27（3）：201-213.

[12] Leung J L, Lee G T, Lam Y H, et al. The use of the digit span test in screening for cognitive impairment in acute medical inpatients[J]. Int Psychogeriatr, 2011, 23（10）：1569-1574.

[13] Anderson-Hanley C, Miele A S, Dunnam M. The fuld object-memory evaluation：development and validation of an alternate form[J]. Appl Neuropsychol Adult, 2013, 20（1）：1-6.

[14] Fernaeus S E, Östberg P, Wahlund L O. Late reaction times identify MCI[J]. Scand J Psychol, 2013, 54（4）：283-285.

[15] Ballesteros S, Mayas J, Reales J M. Cognitive function in normal aging and in older adults with mild cognitive impairment[J]. Psicothema, 2013, 25（1）：18-24.

[16] Woods D L, Wyma J M, Yund E W, et al. The effects of repeated testing, simulated malingering, and traumatic brain injury on high-precision measures of simple visual reaction time[J]. Front Hum Neurosci, 2015, 9：540.

[17] 宋斐翡, 杨晓娟, 殷金珠, 等. 职业性铝接触工人轻度认知功能障碍及分型研究[J]. 环境与职业医学, 2014, 31（4）：258-261.

[18] 路小婷, 梁瑞峰, 吉秀亮, 等. 铝接触对退休电解工人神经行为的影响[J]. 山西医药杂志, 2010, 5（26）：43-44.

[19] Meyer-Baron M, Schäper M, Knapp G, et al. Occupational aluminum exposure：evidence in support of its neurobehavioral impact[J]. Neurotoxicology, 2007, 28（6）：1068-1078.

[20] Giorgianni C, Faranda M, Brecciaroli R, et al. Cognitive disorders among welders exposed to aluminum[J]. G Ital Med Lav Ergon, 2003, 25 Suppl（3）：102-103.

[21] Riihimäki V, Hänninen H, Akila R, et al. Body burden of aluminum in relation to central nervous system function among metal inert-gas welders[J]. Scand J Work Environ Health, 2000, 26（2）：118-130.

[22] White D M, Longstreth W J, Rosenstock L, et al. Neurologic syndrome in 25 workers from an aluminum smelting plant[J]. Arch Intern Med, 1992, 152（7）：1443-1448.

[23] Yang X, Yuan Y, Lu X, et al. The relationship between cognitive impairment and global DNA methylation decrease among aluminum potroom workers[J]. Journal of Occupational & Environmental Medicine, 2015, 57（7）：713-717.

[24] 路小婷, 梁瑞峰, 贾志建, 等. 铝接触对电解工人认知功能的影响及其影响因素[J]. 中华劳动卫生职业病杂志, 2013, 31（2）：113-116.

[25] Polizzi S, Pira E, Ferrara M, et al. Neurotoxic effects of aluminium among foundry workers and Alzheimer's disease[J]. Neurotoxicology, 2002, 23（6）：761-774.

[26] 傅传威, 吕军, 张云, 等. 老年期痴呆筛查评估量表分析[J]. 中国康复理论与实践, 2010, 16（6）：505-508.

[27] Petersen R C, Doody R, Kurz A, et al. Current concepts in mild cognitive impairment[J]. Arch Neurol, 2001, 58（12）：1985-1992.

[28] Dave K R, Syal A R, Katyare S S. Effect of long-term aluminum feeding on kinetics attributes of tissue cholinesterases[J]. Brain Research Bulletin, 2002, 58（2）：225-233.

[29] 贾志建, 路小婷, 潘宝龙, 等. 慢性铝暴露对小鼠学习记忆及 tau 蛋白磷酸化的影响[J].环境与职业医学, 2012（4）：203-205, 209.

[30] 毕莉珠, 何迎春, 张如富. 轻度认知功能障碍的研究进展[J]. 国际老年医学杂志, 2010（3）：113-117.

第 4 章

铝致小鼠学习记忆
功能的影响

　　大量的动物实验表明，过量接触铝可造成哺乳动物神经行为改变，学习记忆能力下降[1]。Shaw 等人采用氢氧化铝皮下注射，发现小鼠出现明显的空间记忆能力的下降。Walton 通过一项长期染毒实验发现，大鼠的认知能力的下降与染铝剂量有明显关系，尤其长期染铝后在大鼠老年期认知功能损害更为明显。当给猫、家兔、大鼠和小鼠等多种途径染铝，均可引起动物出现认知和记忆障碍，而且其出现时间也早于其他指标。此外，铝的行为毒性多见于成年和老年动物[2]。大量资料表明，铝可通过血脑屏障进入脑组织产生严重的神经行为毒性，包括学习记忆能力下降、注意力不集中、运动失调等[3]。Rankin 等 1993 年已经指出摄食过程中进行铝暴露的大鼠其后代有行为上和神经生化上的改变，脑铝含量与单独实验的大量逃避任务的行为和可逆任务的视觉辨别力减弱有关。一次性注射铝后，大鼠的被动回避反应记忆和兔的主动回避行为记忆的存留时间均缩短。也有实验表明，长期经口摄入铝可导致大鼠记忆行为和空间辨别能力下降[4]。

　　本实验拟通过长期饲料染铝，观察小鼠学习记忆能力的变化，并测定脑铝含量、血铝水平的表达水平，分析小鼠学习记忆能力的下降与脑铝、血铝含量的关系，同时观察长期染铝小鼠脑组织的病理改变。

4.1 染铝小鼠的学习记忆能力

4.1.1 材料与方法

4.1.1.1 实验动物及分组

取健康刚断乳清洁级昆明种小白鼠 160 只,体重(14±1.2)g,活动能力相近,由北京大学实验动物中心提供(许可证号为 200720185)。在动物室适应性饲养一周后,按体重随机分为 4 组,每组 40 只,雌雄各半,分笼饲养。整个染毒期间,动物室以自然节律采光,温度 18~23℃,湿度 40%~60%,清洁,安静。所有动物饲以自由饮水和进食的方式。笼具、饮水瓶等所有用具均不使用含铝制品。

4.1.1.2 实验与方法

(1)染毒方法

将 $AlCl_3$ 混入饲料中喂养小鼠,分为高、中、低剂量组,剂量分别为 120mg/(kg·d)、12mg/(kg·d)、1.2mg/(kg·d),对照组正常饲养。染毒时间为 2 年,每半年进行一次小鼠神经行为学测定,分别在第 6、12、18、24 个月时对小鼠进行学习记忆能力的测定。

(2)小鼠学习记忆能力测试

① Morris 水迷宫实验。

对染毒到第 6、12、18、24 个月的小鼠进行 Morris 水迷宫实验(Morris water maze,MWM),Morris 水迷宫由黑色圆柱形水池和一可移动位置的黑色有机玻璃平台组成,圆形水池直径 100cm,高 75cm,水池内的平台高度为 50cm,直径 10cm,平台低于水面 1cm,水温控制在(22±2)℃。池壁上标有东、南、西、北四个入水点,将水池分为西南、西北、东南、东北(SW、NW、SE、NE)四个象限,在 SE 象限正中距池壁 20cm 处放置逃避平台,平台上面有划痕以提供动物容易站稳的表面,池水需没过平台 1cm(见图 4-1、图 4-2)。水池四周存在丰富的空间参照物(如门、窗、灯、柜子等)以供小鼠定位平台。迷宫上方安置带有显示系统的摄像机,计算机自动跟踪计时并记录游泳轨迹。实验期间迷宫外参照物保持不变。Morris 水迷宫实验包括定位航行实验和空间探索实验两个部分。

a. 定位航行实验(水迷宫潜伏期)。定位航行实验(place navigation test,PNT)即实验前一天将小鼠放入水池中(不含平台)自由游泳 2min 使其熟悉迷宫环境。小鼠连续接受 4 天训练,每天 4 次,每次间隔 20min,记录小鼠分别从四个不同象限入水点入水找到平台所需的时间，即逃避到平台上的潜伏期（escaping latency，ELN）。训练开始时，将平台置于东南象限，从 4 个象限池壁的中点将小鼠面向池壁固定方向放入水池，自动录像系统记录小鼠找到平台的时间，4 次训练即将小鼠分别从不同象限（东北、西北、东南和西南）靠近池壁的中点面向池壁放入水中，4 次潜伏期成绩的平均值作为当日最终成绩进入最后统计。如果小鼠在 1min 内未找到平台，即将其引上平台停留 10s，其潜伏期按 1min 计算。

b. 空间探索实验（穿越平台次数）。空间探索实验（spatial probe test，SPT）于实验第 5 天撤除平台，将受试小鼠在西北象限池壁中点面向池壁放入水中，记录 1min 内小鼠穿越平台的次数作为小鼠的记忆成绩。

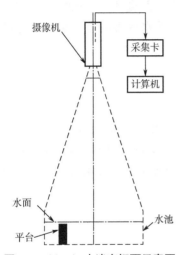

图 4-1　Morris 水迷宫切面示意图

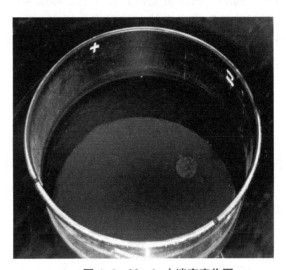

图 4-2　Morris 水迷宫实物图

② 跳台实验。

对染毒到第 6、12、18、24 个月的小鼠进行跳台实验（step-down test，SDT），实验装置为 15cm×15cm×25cm 的箱形结构（见图 4-3，图 4-4）。小鼠跳台反射箱由黑色不透明的有机玻璃构成，分隔成 5 间，箱底为铜栅，通以 36V 电流，每间有一动物回避电击的安全区，其为高 3.0cm、直径 3.2cm 的圆形橡皮垫。实验时，先将动物放入反应箱内适应 2min，然后立即通电，动物受到电击后表现为逃避反应即跳上平台，如此训练 5min。24h 后，在底部铜栅通电的情况下，直接将动物置于平台上，记录小鼠被放上平台到第一次跳下的时间，称为潜伏期（latency，LN），小鼠受电击会逃避性地跳上平台，然后记录 5min 内小鼠再次跳下的次数，记为错误次数（error number，EN），用 LN 和 EN 共同作为记忆成绩。

铝神经毒性　铝致认知功能障碍与 tau 蛋白的联系

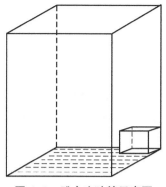

图 4-3　跳台实验箱示意图

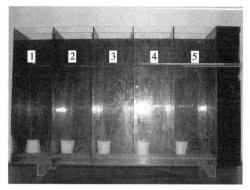

图 4-4　跳台实验实物图

③ 避暗实验。

对染毒到第 6、12、18、24 个月的小鼠进行避暗实验（passive avoidance test, PAT），避暗实验是根据小鼠有嗜暗习性将避暗测试箱分为明、暗两室，明室由透明有机玻璃构成，在暗室的底部铜栅通以 36V 电流，两室之间设有一直径为 3cm 大小的圆洞（见图 4-5、图 4-6）。实验时，先将小鼠放入反射箱中适应 2min，利用小鼠喜暗的习性，将小鼠头部背对着洞口放入明室，小鼠一进入暗室立即给予直流电电击小鼠，其会逃出暗室，如此训练 5min。24h 后在暗室铜栅通电的情况下，将小鼠置于明室，记录小鼠从明室第一次进入暗室的时间，称为 LT；小鼠受电击后会逃避性地跑出暗室，然后记录 5min 内小鼠进入暗室的次数，记为 EN。LT 和 EN 共同作为记忆成绩。

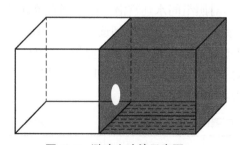

图 4-5　避暗实验箱示意图

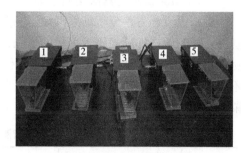

图 4-6　避暗实验箱实物图

（3）脑铝测定方法

学习记忆能力测试结束后，用颈椎脱臼法处死小鼠，断头，剥离颅骨，至枕骨大孔以上，快速摘取全脑组织于冰皿上，然后称取脑组织 300mg 加入 2mL 高氯酸-硝酸（1：4）混合液，放置过夜，再用微波消解仪进行微波硝化，时间 60min。硝化结束后用加热板进行排酸处理，直至没有白烟冒出，最后溶液滴定为 2mL，

4℃保存待测。采用ICP-MAS测定脑铝含量，实验中设置标准样品以进行内部质量控制。

（4）血铝测定方法

学习记忆能力测试结束后，小鼠断头采血2mL，静置分层后离心，转速为2000r/min，离心5min，取上清液400μL，加1600μL去离子水和20μL 1%HNO₃，在转速为2000r/min条件下离心5min，4℃保存待测。采用ICP-MAS测定血清铝含量，实验中设置标准样品以进行内部质量控制。

4.1.1.3 统计学方法

数据采用 $\bar{x} \pm s$ 表示，应用SPSS13.0软件进行析因设计方差分析，利用等级相关分析剂量效应关系，检验水准 $\alpha = 0.05$。

4.1.2 结果

4.1.2.1 动物个体基本状况

在整个染毒过程中，染铝组小鼠出现活动减少、昏睡、反应迟钝等表现。随着染毒时间延长，低、中剂量组小鼠出现皮毛光泽欠佳现象，甚至脱毛，反应较迟钝，步态蹒跚，少数表现烦躁易惊。高剂量组小鼠精神明显萎靡，反应迟钝，行动迟缓。对照组发育良好，未见任何异常表现。

4.1.2.2 小鼠Morris水迷宫的实验结果

（1）Morris水迷宫潜伏期结果

由析因设计方差分析结果可知，染铝组与对照组间水迷宫潜伏期差别有统计学意义（ $P<0.01$ ），即随着染毒剂量的增加，小鼠水迷宫潜伏期时间逐渐延长；由多重比较可知，中、高剂量组水迷宫实验潜伏期明显高于低剂量组和对照组（ $P<0.05$ ）；不同时间点的水迷宫潜伏期差别无统计学意义（ $P>0.05$ ），即随着时间的延长，小鼠水迷宫潜伏期的延长无统计学意义。见表4-1和图4-7。

表4-1 Morris水迷宫潜伏期测试结果（ $\bar{x} \pm s$ ）　　　　单位：s

分组	n	6个月	12个月	18个月	24个月
对照组	10	25.84 ± 6.36	26.34 ± 13.95	28.30 ± 6.60	29.70 ± 9.20
低剂量组	10	28.92 ± 5.53	31.96 ± 11.48	33.01 ± 10.14	36.09 ± 10.15
中剂量组	10	34.26 ± 14.06*	39.92 ± 12.62*	40.49 ± 15.30*	44.18 ± 11.67*
高剂量组	10	43.53 ± 15.08*	45.51 ± 14.78*	46.92 ± 11.38*	49.50 ± 15.63*

注：*表示与对照组相比， $P<0.05$。

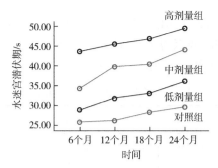

图4-7　四组小鼠水迷宫潜伏期时间趋势图

（2）Morris 水迷宫穿越平台次数

由析因设计方差分析结果可知，染铝组与对照组小鼠穿越平台次数差别有统计学意义（$P<0.01$），即随着染毒剂量的增加，小鼠穿越平台次数逐渐减少；由多重比较可知，中、高剂量组小鼠穿越平台次数明显少于低剂量组和对照组（$P<0.05$）；不同时间小鼠穿越平台次数差别无统计学意义（$P>0.05$）。见表4-2和图4-8。

表4-2　Morris 水迷宫穿越平台次数测试结果（$\bar{x} \pm s$）　　　　单位：次/min

分组	n	6个月	12个月	18个月	24个月
对照组	10	4.50 ± 2.17	4.33 ± 1.63	4.00 ± 1.90	3.50 ± 1.87
低剂量组	10	4.50 ± 2.07	3.33 ± 2.07	3.00 ± 0.89	2.67 ± 1.63
中剂量组	10	2.83 ± 2.23*	2.50 ± 1.05*	2.33 ± 1.51*	1.33 ± 1.03*
高剂量组	10	2.00 ± 0.90*	1.67 ± 0.82*	1.33 ± 0.82*	1.17 ± 0.41*

注：*表示与对照组相比，$P<0.05$。

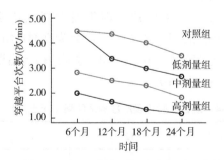

图4-8　四组小鼠穿越平台次数时间趋势图

4.1.2.3　小鼠跳台实验结果

（1）跳台实验潜伏期

由析因设计方差分析结果可知，四组跳台潜伏期差别有统计学意义（$P<0.01$），

由多重比较可知，小鼠跳台实验潜伏期为高剂量组、中剂量组、低剂量组明显低于对照组（$P<0.05$）；不同时间点的跳台潜伏期差别有统计学意义（$P<0.01$），随时间延长，跳台实验潜伏期缩短，见表4-3和图4-9。

表4-3　跳台实验潜伏期测试结果（$\bar{x}\pm s$）　　　　　　　单位：s

分组	n	6个月	12个月	18个月	24个月
对照组	10	225.17 ± 35.50	202.33 ± 59.22	193.67 ± 57.40	186.33 ± 33.09
低剂量组	10	191.00 ± 22.51*	182.67 ± 37.90*	168.33 ± 42.42*	161.83 ± 42.11*
中剂量组	10	156.67 ± 34.82*	143.17 ± 51.05*	128.83 ± 53.06*	102.83 ± 49.97*
高剂量组	10	109.17 ± 45.47*	94.17 ± 52.11*	73.33 ± 36.90*	69.00 ± 41.07*

注：*表示与对照组相比，$P<0.05$。

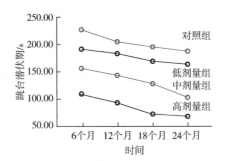

图4-9　四组小鼠跳台潜伏期时间趋势图

（2）跳台实验错误次数

由析因设计方差分析结果可知，四组跳台错误次数差别有统计学意义（$P<0.01$），由多重比较可知，小鼠跳台错误次数为高剂量组、中剂量组、低剂量组与对照组差别有统计学意义（$P<0.05$）；不同时间的跳台错误次数差别无统计学意义（$P>0.05$）。见表4-4和图4-10。

表4-4　跳台实验错误次数测试结果（$\bar{x}\pm s$）　　　　　　单位：次/5min

分组	n	6个月	12个月	18个月	24个月
对照组	10	0.67 ± 0.52	0.83 ± 0.98	1.00 ± 1.10	1.33 ± 0.52
低剂量组	10	1.17 ± 0.41*	1.50 ± 1.38*	2.00 ± 1.90*	2.17 ± 2.48*
中剂量组	10	2.33 ± 1.21*	2.67 ± 1.86*	3.00 ± 1.55*	3.33 ± 2.66*
高剂量组	10	3.17 ± 2.32*	3.50 ± 3.15*	3.83 ± 2.04*	4.33 ± 3.08*

注：*表示与对照组相比，$P<0.05$。

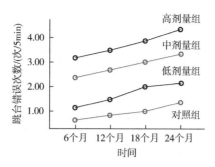

图 4-10　四组小鼠跳台错误次数时间趋势图

4.1.2.4　小鼠避暗实验结果

（1）避暗实验潜伏期

由析因设计方差分析结果可知，染铝组与对照组避暗实验潜伏期差别有统计学意义（$P<0.01$），提示随着染毒剂量的增加，小鼠避暗实验潜伏期逐渐缩短；由多重比较可知，小鼠避暗实验潜伏期为高剂量组、中剂量组、低剂量组均明显低对照组（$P<0.05$）；不同时间的避暗实验潜伏期差别有统计学意义（$P<0.01$），随时间延长，避暗实验潜伏期缩短。见表 4-5 和图 4-11。

表 4-5　避暗实验潜伏期测试结果（$\bar{x} \pm s$）　　　　　单位：s

分组	n	6个月	12个月	18个月	24个月
对照组	10	244.00 ± 40.66	235.17 ± 33.36	220.00 ± 26.25	201.67 ± 36.38
低剂量组	10	208.17 ± 44.91*	196.67 ± 41.83*	184.83 ± 38.61*	174.83 ± 57.81*
中剂量组	10	178.17 ± 42.70*	149.33 ± 21.62*	134.83 ± 29.08*	97.00 ± 75.74*
高剂量组	10	115.83 ± 91.92*	85.00 ± 75.09*	73.00 ± 37.89*	61.69 ± 25.18*

注：*表示与对照组相比，$P<0.05$。

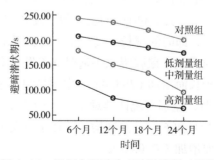

图 4-11　四组小鼠避暗实验潜伏期时间趋势图

（2）避暗实验错误次数

由析因设计方差分析结果可知，四组避暗实验错误次数差别有统计学意义

（P<0.01），提示随着染毒剂量的增加，小鼠避暗实验错误次数逐渐增加；由多重比较可知，小鼠避暗实验错误次数为高剂量组、中剂量组、低剂量组明显高于对照组，差别有统计学意义（P<0.05）；不同时间的避暗实验错误次数差别无统计学意义（P>0.05）。见表4-6和图4-12。

表4-6　避暗实验错误次数测试结果（$\bar{x} \pm s$）　　　　单位：次/5min

分组	n	6个月	12个月	18个月	24个月
对照组	10	0.50 ± 0.55	0.67 ± 0.82	0.83 ± 1.17	1.17 ± 1.33
低剂量组	10	1.00 ± 1.26*	1.33 ± 1.63*	1.50 ± 0.55*	1.83 ± 1.83*
中剂量组	10	1.67 ± 1.03*	2.17 ± 2.32*	2.33 ± 1.86*	2.83 ± 1.17*
高剂量组	10	2.50 ± 2.81*	3.17 ± 1.94*	3.33 ± 1.97*	3.67 ± 2.58*

注：*表示与对照组相比，P<0.05。

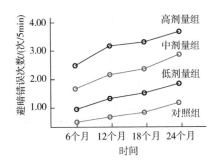

图4-12　四组小鼠避暗实验错误次数时间趋势图

4.1.2.5　小鼠脑铝含量的测定结果

由析因设计方差分析结果可知，四组小鼠脑铝含量差别有统计学意义（P<0.001），不同时间的小鼠脑铝差别有统计学意义（P<0.001），分组和时间的交互有统计学意义（P<0.01）。分组和时间的交互效应反映随时间的延长，四组小鼠的脑铝水平变化趋势不同，即时间越长，高剂量组的脑铝水平越高。

经多重比较可知，对照组小鼠脑铝水平随时间不发生变化（P>0.05）；低剂量组小鼠脑铝水平随时间延长而增加（P<0.05）；中剂量组小鼠脑铝水平24个月、18个月高于12个月、6个月，差别有统计学意义（P<0.05），中剂量组小鼠脑铝水平24个月和18个月、12个月和6个月差别均无统计学意义（P>0.05）；高剂量组小鼠脑铝水平随时间延长而增加（P<0.05）。

时间为6个月、12个月、18个月、24个月时小鼠脑铝水平四组两两比较差别均有统计学意义（P<0.05），小鼠脑铝水平为高剂量组、中剂量组、低剂量组明显高于对照组（P<0.05）。见表4-7和图4-13。

表 4-7　脑铝含量的测试结果（$\bar{x} \pm s$）　　　　　　单位：μg/g

分组	n	6个月	12个月	18个月	24个月
对照组	10	5.42 ± 0.46	6.58 ± 0.84	7.56 ± 1.11	8.42 ± 0.90
低剂量组	10	11.41 ± 1.66*	15.03 ± 1.82*	18.89 ± 3.49*	21.46 ± 2.05*
中剂量组	10	24.00 ± 2.81*	24.33 ± 2.45*	26.52 ± 2.91*	33.98 ± 5.21*
高剂量组	10	38.49 ± 4.94*	42.11 ± 3.83*	53.52 ± 4.45*	57.10 ± 2.76*

注：*表示与对照组相比，$P<0.05$。

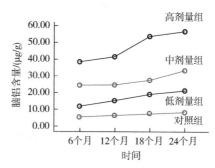

图 4-13　四组小鼠脑铝含量随时间变化趋势图

4.1.2.6　小鼠血铝水平的测定结果

由析因设计方差分析结果可知，四组小鼠血铝水平差别有统计学意义（$P<0.001$），不同时间的小鼠血铝水平差别有统计学意义（$P<0.001$），分组和时间的交互有统计学意义（$P<0.01$），分组和时间的交互效应反映随时间的延长，四组的小鼠血铝水平变化趋势不同，即时间越长，高剂量组的血铝水平越高。

经多重比较可知，对照组小鼠血铝水平随时间不发生变化（$P>0.05$）；低剂量组小鼠血铝水平随时间延长而增加（$P<0.05$），低剂量组小鼠血铝水平 18 个月和 24 个月差别无统计学意义（$P>0.05$）；中剂量组小鼠血铝水平 24 个月高于 18 个月、12 个月、6 个月，差别有统计学意义（$P<0.05$），中剂量组小鼠血铝水平 18 个月、12 个月、6 个月差别均无统计学意义（$P>0.05$）；高剂量组小鼠血铝水平随时间延长而增加（$P>0.05$）。时间为 6 个月、12 个月、18 个月、24 个月时小鼠血铝水平四组两两比较差别均有统计学意义（$P<0.05$），小鼠血铝水平为高剂量组>中剂量组>低剂量组>对照组（$P<0.05$）。见表 4-8 和图 4-14。

表 4-8　小鼠血铝的测试结果（$\bar{x} \pm s$）　　　　　　单位：μg/L

分组	n	6个月	12个月	18个月	24个月
对照组	10	27.97 ± 2.81	28.16 ± 4.46	31.63 ± 6.98	33.46 ± 5.98
低剂量组	10	46.21 ± 6.12*	53.70 ± 4.44*	60.10 ± 8.16*	70.45 ± 2.00*

分组	n	6个月	12个月	18个月	24个月
中剂量组	10	75.63 ± 3.38*	75.60 ± 3.38*	84.01 ± 1.91*	89.80 ± 2.54*
高剂量组	10	95.56+2.40*	103.10+5.35*	114.98+8.70*	123.27+14.74*

注：*表示与对照组相比，$P<0.05$。

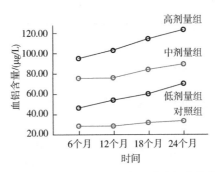

图 4-14 四组小鼠血铝水平随时间变化趋势图

4.1.3 讨论

铝是一种慢性神经性毒物，能影响神经系统的多种功能，特别是对学习和记忆功能的抑制作用受到广泛的关注[5]。可以多层次多途径损害认知功能。铝可引起脂质过氧化增强和自由基增多[6]，可直接损伤各种酶类、载体、受体、通道和蛋白质，进而影响长时程增强（long-term potentiation，LTP）的形成和维持，从而影响学习记忆能力[7]。动物实验研究认为铝染毒导致记忆力的下降[8]。对猫、家兔、大鼠和小鼠等通过多种途径染铝，均可引起一系列行为异常，而且出现认知和记忆障碍的时间也早于其他指标[9]。Pallavi Sethi 研究表明，经饮水染铝 6 个月的 Wistar 大鼠，应用 Morris 水迷宫测试，发现大鼠空间学习记忆能力下降。任振华研究证实，经立体定向脑室注射铝可明显降低大鼠水迷宫学习记忆能力。动物实验表明，给大鼠长期口服或皮下注射 $AlCl_3$ 均可导致大鼠学习记忆能力下降[10]。小鼠腹腔或皮下注射 $AlCl_3$ 一个月后，其条件回避反应率明显低于对照组。$AlCl_3$ 侧脑室注射也可导致小鼠空间学习和记忆障碍[11]。李美琴等[12]经侧脑室注射染毒 $AlCl_3$，小鼠 Morris 水迷宫实验结果显示小鼠学习记忆能力下降。教霞等[13]研究结果显示，腹腔注射 $AlCl_3$ 可导致 APP/PS1 双转基因 AD 模型鼠空间学习和记忆能力的障碍。目前，虽有研究表明铝可影响动物的神经行为功能，但其具体机制尚不清楚。

到目前为止，铝对学习记忆的抑制作用已在多数动物和人群研究中得到验证，但以往对铝的神经毒性研究多采取急性暴露或体外实验方法，少数慢性毒性研究则常以腹腔注射或侧脑室注射为主，与人体实际情况下经水或食物的慢性摄铝方式不符。大量资料表明，肠道吸收铝对动物神经系统产生明显的毒性作用，但经口摄入铝对动物神经行为的影响则报道较少且迄今仍意见不一[14]。而且目前对铝的毒性实验观察期比较短，铝的行为毒性多见于成年和老年动物，且年龄越大，对铝的行为毒性越敏感。铝长期以来被认为与神经退行性疾病有关，而此类疾病发病年龄比较大，所以本次实验综合上述因素考虑以饲料中添加 $AlCl_3$ 的方式对断乳小鼠进行长期染铝，即两年期染铝，来观察不同剂量、不同时间铝暴露对小鼠学习记忆能力的影响。

水迷宫实验无论是潜伏期结果还是穿越平台次数均显示：随着染毒剂量的增加，小鼠水迷宫潜伏期时间逐渐延长，穿越平台次数逐渐减少，且中、高剂量组与对照组差异有统计学意义（$P<0.05$）；不同时间点的水迷宫潜伏期、穿越平台次数差别无统计学意义。而跳台实验潜伏期和避暗实验潜伏期结果显示：高剂量组、中剂量组、低剂量组明显低于对照组，四组两两比较差别均有统计学意义（$P<0.05$）；不同时间点的跳台潜伏期、避暗实验潜伏期差别有统计学意义（$P<0.05$），随时间延长，跳台实验和避暗实验的潜伏期均缩短。跳台实验和避暗实验错误次数结果显示高剂量组、中剂量组、低剂量组与对照组差别有统计学意义（$P<0.05$）；不同时间的跳台错误次数差别无统计学意义。上述结果进一步证实了 $AlCl_3$ 对学习记忆功能的损害，其损害程度不仅与染铝剂量有关，跳台实验和避暗实验的潜伏期的实验结果显示其还与染铝时间有关。上述实验结果提示长期染铝对小鼠学习记忆能力有严重影响，暴露时间越长，暴露剂量越高，小鼠学习记忆能力越差。有研究认为慢性铝吸收引起了铝在大脑区域神经元的积累而进一步加重学习记忆和认知功能障碍。

对于铝在脑组织中是否存在蓄积可以通过脑铝含量来了解铝在脑部的负荷情况。有研究显示，铝可通过血脑屏障在大鼠脑内异常蓄积，引起神经系统损害，导致大鼠学习记忆力减退，从而出现与痴呆相似的神经行为学变化。有研究表明，随着铝暴露浓度的增加，仔鼠血液和脑中铝的含量也逐渐升高。这说明，铝能穿过胎盘和血脑屏障，并在脑中沉积，从而干扰脑内的离子代谢平衡，对中枢神经系统和生长发育造成影响。本研究脑铝含量和血铝水平结果显示一致，即四组小鼠脑铝含量、血铝水平差别有统计学意义（$P<0.001$），不同时间点的小鼠脑铝、血铝含量差别有统计学意义（$P<0.001$），分组和时间的交互作用有统计学意义（$F=7.9$，$P<0.01$）。分组和时间的交互效应反映随时间的延长，四组小鼠的脑铝、血铝水平变化趋势不同，即对照组小鼠脑铝、血铝水平随时间不发生变化（$P>0.05$）；而低剂量组、中剂量组、高剂量组小鼠脑铝、血铝水平随时间延长而增加（$P<0.05$）；小鼠脑铝、血铝水平为高剂量组、中剂量组、低剂量组明显高于对照组（$P<0.05$）。脑铝和血铝结果进一步说明不同年龄段的小鼠对铝在脑部的蓄积量是不一致的，从而间接地说明不同年龄段的小鼠对铝引起学习记忆的损害其敏感性是不同的，其中以老年性小鼠最为敏感，其损害最为严重。

4.2 染铝小鼠的脑组织形态学

4.2.1 材料与方法

4.2.1.1 实验动物及分组

本部分内容见 4.1.1.1。

4.2.1.2 实验方法

（1）染毒方法

染毒方法见 4.1.1.2。

（2）标本处理与制片

学习记忆能力测试结束后，颈椎脱臼法处死小鼠，断头，剥离颅骨，至枕骨大孔以上，快速摘取全脑组织于冰皿上，迅速分离双侧大脑半球，取一侧大脑组织用4%中性福尔马林溶液固定 24h 后，常规脱水，透明，浸蜡，包埋，制作石蜡切片（切片厚 4mm）。贴附于多聚赖氨酸预处理过的载玻片上，HE 染色，封片，光镜观察并照相，剩余脑组织于−80℃冻存。

（3）电镜固定

取几块小米粒大小的脑组织用 25%戊二醛固定 30min，PBS（磷酸盐缓冲液）漂洗 3 次，1%锇酸固定 45min，脱水后临界点干燥，用 LKBNOVa 超薄切片机切片，JEM-100SX 透射电镜观察。

4.2.2 结果

4.2.2.1 染铝小鼠大脑海马病理改变

① 染铝 6 个月的小鼠海马区神经细胞的病理变化如下：

对照组细胞形态正常。

低剂量组：神经细胞数量未见减少，细胞轻度水肿，体积稍大，胞核淡染。

中剂量组：神经细胞数量减少，细胞肿胀，胞核增大，胞浆淡染。

高剂量组：神经细胞数量减少，部分细胞明显肿大，部分细胞胞浆嗜酸性略有增强，胞核消失（见图 4-15）。

② 染铝 12 个月的小鼠海马区神经细胞的病理变化如下：

对照组细胞形态基本正常。

低剂量组：神经细胞数量减少，细胞水肿，胞浆淡染，胞核增大。

中剂量组：神经细胞数目进一步减少，胞浆肿大，胞核增大淡染，染色质疏松。

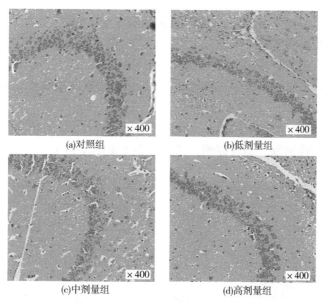

(a)对照组 (b)低剂量组

(c)中剂量组 (d)高剂量组

图 4-15 染铝 6 个月后小鼠大脑海马病理改变

高剂量组：神经细胞数量明显减少，部分细胞体积增大，细胞核肿大，核染色质疏松。部分细胞核固缩，核染色质边集。部分细胞坏死，表现为胞浆嗜酸性增强（见图 4-16）。

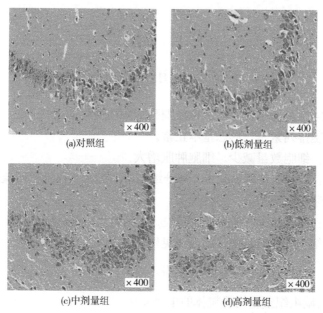

(a)对照组 (b)低剂量组

(c)中剂量组 (d)高剂量组

图 4-16 染铝 12 个月后小鼠大脑海马病理改变

③染铝 18 个月的小鼠海马区神经细胞的病理变化如下：

对照组细胞排列紧密，形态基本正常。

低剂量组：细胞数量明显减少，细胞明显肿胀。

中剂量组：细胞数量较少，细胞进一步肿胀，细胞体积增大，胞浆淡染，胞核肿胀，染色质疏松。

高剂量组：细胞数量明显减少，部分细胞体积增大，细胞核肿大。部分细胞坏死，表现为嗜酸性增强，胞核固缩，甚至消失（见图 4-17）。

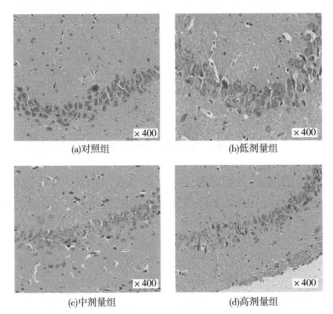

图 4-17 染铝 18 个月后小鼠大脑海马病理改变

④ 染铝 24 个月的小鼠海马区神经细胞的病理变化如下：

对照组细胞排列紧密，形态基本正常。

低剂量组：细胞数量减少，细胞肿胀增大。

中剂量组：细胞数量明显减少，部分细胞明显肿大，核染色质疏松淡染。部分细胞坏死，胞浆嗜酸性增强，胞核消失。

高剂量组：细胞稀少，细胞极性消失，排列紊乱。部分细胞体积明显增大，细胞高度水肿，细胞坏死数目明显增多（见图 4-18）。

4.2.2.2 染铝小鼠脑组织电镜变化

（1）小鼠脑组织细胞内线粒体的电镜变化

24 个月小鼠脑组织线粒体的改变: 对照组海马神经细胞的线粒体形态规则，嵴

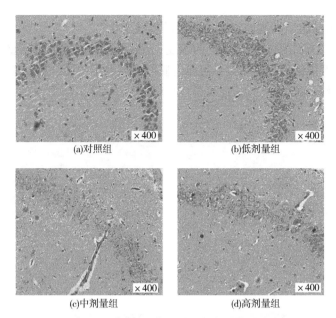

(a)对照组 ×400

(b)低剂量组 ×400

(c)中剂量组 ×400

(d)高剂量组 ×400

图 4-18　染铝 24 个月后小鼠大脑海马病理改变

排列整齐，随染铝剂量的增高，线粒体形态逐渐出现肿胀，并伴有线粒体嵴减少、断裂或消失，肿胀重者呈气球样变甚至外膜破裂（见图 4-19）。

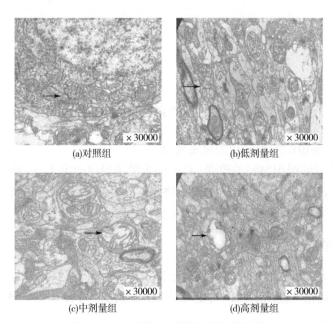

(a)对照组 ×30000

(b)低剂量组 ×30000

(c)中剂量组 ×30000

(d)高剂量组 ×30000

图 4-19　电镜下小鼠脑组织线粒体的改变

（2）小鼠脑组织细胞内粗面内质网的电镜变化

24 个月小鼠脑组织粗面内质网的改变：对照组粗面内质网排列整齐，核糖颗粒排列密集，随着染铝剂量的增高，粗面内质网出现严重的脱颗粒现象，内质网肿胀逐渐明显（见图 4-20）。

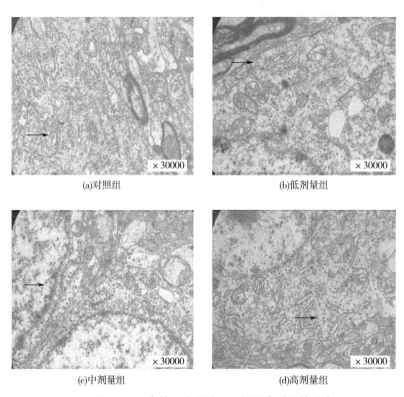

(a)对照组　　　　　　　　　　　　　　　　(b)低剂量组

(c)中剂量组　　　　　　　　　　　　　　　　(d)高剂量组

图 4-20　电镜下小鼠脑组织粗面内质网的改变

（3）小鼠脑组织细胞突触的电镜变化

24 个月小鼠脑组织突触的改变：对照组突触前膜内囊泡丰富，突触前膜与突触后膜边界清楚。随着染铝剂量的增加，突触前囊泡数目逐渐减少，突触前后膜界限不清，高剂量组发生突触前后膜的融合（见图 4-21）。

4.2.3 讨论

本研究的人群研究和动物实验均显示铝可影响学习记忆功能。目前研究表明最可能参与学习记忆功能的解剖结构是海马、大脑皮层、小脑和杏仁体。学习、记忆的机制极为复杂。

铝的慢性蓄积与多种神经退行性疾病有关，如 AD、透析性脑病（dialysis encephalopathy，DE）、帕金森综合征等[15]，这些疾病患者海马区铝含量显著高于正

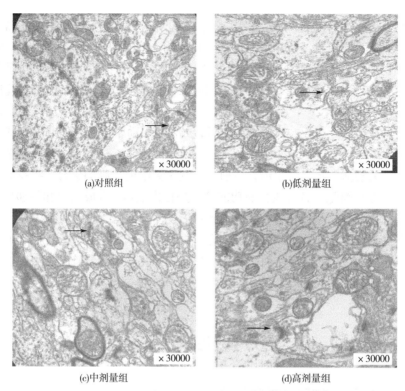

(a)对照组   (b)低剂量组

(c)中剂量组   (d)高剂量组

图 4-21　电镜下小鼠脑组织突触结构的改变

常人，提示海马是铝主要作用部位之一。铝在中枢神经系统作用的主要靶部位是大脑皮质和海马，其中海马是学习记忆的关键脑区[16]。大脑皮层和海马是对铝毒性最敏感的区域[17]。Perl 等用扫描电镜和 X 射线分光镜分析病变脑组织发现，铝选择性作用于海马区等部位神经元内，并证明 91.2% 的有 NFT 的神经元中含有铝，而正常的神经元仅 3.8% 中可检出铝[18]。郑观成等报道，有学习记忆障碍的 AD 患者大脑皮层神经元数目明显减少，海马神经元数目减少可达 44.3%~57.0%。Van Welsum 等用免疫组化方法研究发现，铝可影响培养的海马神经元的骨架，从而使轴突受损。有研究表明，认知学习记忆障碍的老年性痴呆患者大脑皮层神经原数目明显减少。有研究结果显示 AlCl₃ 可造成大脑皮层神经细胞突起萎缩，细胞胞体增大变圆，细胞数量减少[19]。有研究发现铝可使海马 CA1 区的神经元的轴突变短及 CA1、CA2 和 CA3 各区间的神经纤维联系减少。有实验腹腔注射 AlCl₃（15mg/kg）12 周发现动物大脑顶叶锥体层细胞、小脑浦肯野细胞、海马锥体细胞明显减少，海马神经元核内出现空泡样变形（granulovacuolar degeneration，GVD）。

　　本研究长期染铝小鼠的病理结果显示：随着染铝剂量的增加，神经细胞数量明显减少，细胞水肿逐渐加重，细胞坏死数目明显增多。尤其染铝 24 个月高剂量组细胞极性消失，排列紊乱。而对照组随时间的变化并不明显，形态基本正常。无论是病理结果还是小鼠神经行为学测试结果均说明染铝时间越长、剂量越高，海马区的病理损伤越严重，从而引起相应的学习记忆功能受损加重，即染铝 24 个月的高剂量损害最为严重。对染铝 24 个月的小鼠脑组织进行电镜观察，进一步验证了上述的实验结果。染铝 24 个月的电镜结果显示，随着染铝剂量的增加，线粒体形态逐渐出现肿胀，并伴有线粒体嵴减少、断裂或消失，肿胀重者呈气球样变甚至外膜破裂；粗面内质网出现严重的脱颗粒现象，内质网肿胀逐渐明显；突触前囊泡数目逐渐减少，突触前后膜界限不清，高剂量组发生突触前后膜的融合。线粒体、粗面内质网和突触在细胞内各自执行的功能分别是提供能量、合成蛋白和传递信息。而最早出现损伤的通常是线粒体，造成细胞功能发生障碍，内质网的受损会影响蛋白合成，突触前膜内囊泡数目减少，会使信息传递发生障碍[20]。这些细胞器由于染铝后都受到不同程度的损伤，从而引起相应的生理生化功能异常，造成学习记忆能力的下降。上述电镜变化进一步为铝致学习记忆损伤提供更直接的证据。

参考文献

[1] El-Rahman S S. Neuropathology of aluminum toxicity in rats (glutamate and GABA impairment)[J]. Pharmacological Research, 2003, 47（3）：189-194.

[2] Sethi P, Jyoti A, Hussain E, et al. Curcumin attenuates aluminium-induced functional neurotoxicity in rats[J]. Pharmacology Biochemistry & Behavior, 2009, 93（1）：31-39.

[3] Sethi P, Jyoti A, Singh R, et al. Aluminium-induced electrophysiological, biochemical and cognitive modifications in the hippocampus of aging rats[J]. Neurotoxicology, 2008, 29（6）：1069-1079.

[4] Shaw C A, Petrik M S. Aluminum hydroxide injections lead to motor deficits and motor neuron degeneration[J]. Journal of Inorganic Biochemistry, 2009, 103（11）：1555-1562.

[5] Frisardi V, Solfrizzi V, Capurso C, et al. Aluminum in the diet and Alzheimer's Disease：from current epidemiology to possible disease-modifying treatment[J]. Journal of Alzheimer's Disease, 2010, 20（1）：17-30.

[6] Prakash A, Kumar A. Effect of N-acetyl cysteine against aluminium-induced cognitive dysfunction and oxidative damage in rats[J]. Basic Clin Pharmacol Toxicol, 2009, 105（2）：98-104.

[7] García T, Ribes D, Colomina M T, et al. Evaluation of the protective role of melatonin on the behavioral effects of aluminum in a mouse model of Alzheimer's disease[J]. Toxicology, 2009, 265（1-2）：49-55.

[8] Dave K R, Syal A R, Katyare S S. Effect of long-term aluminum feeding on kinetics attributes of tissue cholinesterases [J]. Brain Res Bull, 2002, 58（2）：225-233.

[9] Ribes D, Colomina M T, Vicens P, et al. Impaired spatial learning and unaltered neurogenesis in a transgenic model of Alzheimer's disease after oral aluminum exposure[J]. Curr Alzheimer Res, 2010, 7（5）：401-408.

[10] Vasudevaraju P, Govindaraju M, Palanisamy A P, et al. Molecular toxicity of aluminium in relation to neurodegeneration [J]. Indian J Med Res, 2008, 128（4）: 545-556.

[11] von Linstow R E, Platt B, Riedel G. Long-term study of chronic oral aluminum exposure and spatial working memory in rats[J]. Behav Neurosci, 2002, 116（2）: 351-356.

[12] 李美琴, 郭卫力, 张勤丽, 等. 铝对 apoE 基因敲除小鼠认知能力及相关蛋白的影响[J]. 环境与职业医学, 2010, 27（4）: 209-211.

[13] 教霞, 张勤丽, 吉秀亮, 等. 铝对 APP/PS1 双转基因小鼠认知能力及 mGluR1 表达的影响[J]. 环境与职业医学, 2010（4）: 212-215.

[14] Walton J R. Functional impairment in aged rats chronically exposed to human range dietary aluminum equivalents[J]. Neurotoxicology, 2009, 30（2）: 182-193.

[15] Shuchang H, Qiao N, Piye N, et al. Protective effects of gastrodia elata on aluminium-chloride-induced learning impairments and alterations of amino acid neurotransmitter release in adult rats[J]. Restor Neurol Neurosci, 2008, 26（6）: 467-473.

[16] Engel T, Goñi-Oliver P, Gomez-Ramos P, et al. Hippocampal neuronal subpopulations are differentially affected in double transgenic mice overexpressing frontotemporal dementia and parkinsonism linked to chromosome 17 tau and glycogen synthase kinase-3beta[J]. Neuroscience, 2008, 157（4）: 772-780.

[17] Sun L, Wang X, Liu S, et al. Bilateral injection of isoproterenol into hippocampus induces Alzheimer-like hyperphosphorylation of tau and spatial memory deficit in rat[J]. FEBS Lett, 2005, 579（1）: 251-258.

[18] Tripathi S, Mahdi A A, Nawab A, et al. Influence of age on aluminum induced lipid peroxidation and neurolipofuscin in frontal cortex of rat brain: a behavioral, biochemical and ultrastructural study[J]. Brain Res, 2009, 1253: 107-116.

[19] Walton J R. Brain lesions comprised of aluminum-rich cells that lack microtubules may be associated with the cognitive deficit of Alzheimer's disease[J]. Neurotoxicology, 2009, 30（6）: 1059-1069.

[20] Thorsell A, Bjerke M, Gobom J, et al. Neurogranin in cerebrospinal fluid as a marker of synaptic degeneration in Alzheimer's disease[J]. Brain Res, 2010, 1362: 13-22.

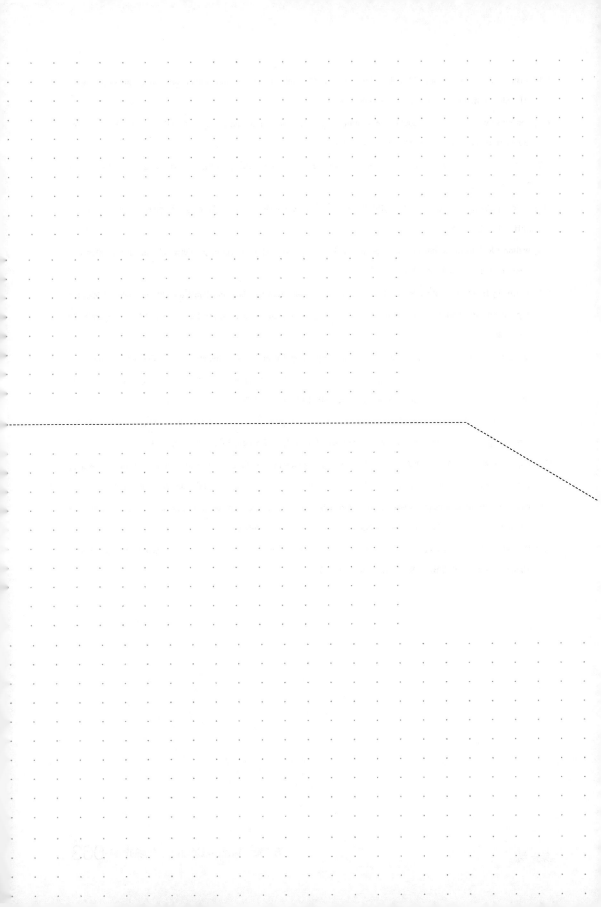

tau 蛋白与铝致认知功能障碍

第 5 章

tau 蛋白在认知功能障碍中的作用

认知涉及记忆、语言、直觉、判断力、学习能力等大脑功能。认知功能障碍是指认知功能一方面或多方面的损害，包括记忆、计算、定向、执行能力、语言理解和表达及应用等方面过程效率的降低或功能的受损。认知功能障碍的范围包括轻度认知功能障碍（如记忆能力下降、不影响日常生活的异常心理状态）和对正常活动及关系造成损害的痴呆。AD 是常见的认知功能障碍类疾病，神经原纤维缠结是其特征性病理改变之一，它的主要成分是异常磷酸化的 tau 蛋白组成的双股螺旋形细丝。

tau 蛋白定位于 17 号染色体，主要存在于神经元的轴突，是一种可以维持微管稳定性的磷酸化蛋白，正常情况下与管蛋白结合形成微管并维持其完整性和稳定性。tau 蛋白在胚胎期和成年期脑组织中均有表达，在正常的成年脑组织中，tau 蛋白极少被磷酸化。其功能不仅是维持神经元网络的正常结构，而且也在正常神经元的成熟、脑组织发育及学习和神经元可塑性方面发挥重要作用。本节就 tau 蛋白与认知功能障碍的联系展开阐述。

5.1 tau 蛋白

tau 蛋白属于微管相关蛋白，是一种本质上未折叠的蛋白质，大量存在于神经细胞的轴突中，主要分布在大脑的额叶、颞叶、海马和内嗅区的神经元，它负责微管的稳定和动力学，为轴突生长延伸创造条件，同时参与轴突顺行运输[1-3]。在细胞内，tau 蛋白还参与运输线粒体、溶酶体等细胞器以及胞内外囊泡的分泌[4]。正常脑中 tau 蛋白的生理功能是与微管蛋白结合促进其聚合形成微管，维持微管稳定性，降低微管蛋白分子的解离，并诱导微管成束[5,6]，从而参与神经元的构建与信号的传导。

很早之前，人们已经发现 tau 蛋白是成对的螺旋长丝（paired helical filaments，PHF）的主要成分，并且纯化的 tau 蛋白能够在体外组装成类似于离体 PHF 形态的原纤维聚合物。随后的研究表明，PHF 富含磷酸化蛋白，结果证明是 tau 蛋白的超磷酸化形式。此外，研究者已证实，蛋白质发挥功能之前可受到基因水平、表观遗传学以及翻译后修饰的调控。其中磷酸化修饰是研究最广泛且最为常见的蛋白翻译后修饰方式，通过蛋白激酶，在相应蛋白质的氨基酸残基上增加磷酸基团，从而影响蛋白质结构与功能。由于 tau 蛋白 N-末端微管结合区有一个带正电荷的富含脯氨酸的区域，该区域含有许多磷酸化位点，因此 tau 蛋白最常见的修饰方式为磷酸化修饰，间接调节微管结合区与微管结合的能力[7,8]。tau 蛋白被超过 30 种不同的受体和三种受体的不同激酶瞬时磷酸化，大多数是受体/苏氨酸前基序[9,10]。当激酶和磷酸酶活性的平衡受到干扰，导致高磷酸化 tau 蛋白形式的聚集和积累[11]。

在生理条件下，tau 蛋白含有约 30 个磷酸化残基，其中大部分是苏氨酸（pThr）或丝氨酸（pSer）位点[12,13]。因此在正常的机体，tau 蛋白处于低磷酸化状态，病理条件下，tau 蛋白经过异常的翻译后修饰，使 tau 蛋白的磷酸化程度增加至正常大脑的 3~4 倍，这种过度磷酸化的 tau 蛋白与 MAP 竞争性地结合微管，且结合微管的能力显著降低，导致微管解体，阻碍轴浆的运输[1-6]。因此，tau 蛋白结构及功能的稳定对维持机体健康至关重要。tau 蛋白维持微管稳定性的能力主要由其磷酸化状态决定，tau 蛋白的异常磷酸化是形成 NFTs 的关键步骤，是包括 AD 在内的神经退行性病变的基础。过度磷酸化的 tau 蛋白缺少正常 tau 蛋白与微管的结合能力，已有大量的研究显示在神经退行性疾病中 tau 蛋白处于非正常的磷酸化状态。早在 1986 年，有几个实验室陆续报道在 AD 患者脑组织中发现有磷酸化 tau 蛋白的存在。随后，在很多患有 Pick 症（Pick's disease）、肌萎缩侧索硬化症（amyotrophic lateral sclerosis，ALS）、唐氏综合征（Down syndrome，DS）和帕金森病（Parkinson's disease）等神经退行性疾病的人体或者动物模型中均发现有 tau 蛋白磷酸化所引起的 NFT。这些发现说明 tau 蛋白过度磷酸化可能是不同神经退行性疾病的一个共同的病理表现。

5.2 认知功能障碍及其发病机制

在正常衰老的情况下，认知变化，如记忆力减退等是很常见的，虽然不同个体间存在很大的差异性，但认知能力的下降显然是不可避免的[14]。有研究发现，从 20 多岁开始，人们处理密集型任务的能力，如处理速度、工作记忆和长期记忆，会出现持续的、有规律的下降。而且，有研究提出主观认知能力下降是痴呆的可能先兆，其特征是感知到的认知能力下降而在神经心理学评估中未出现明显问题，而且认知障碍如痴呆和阿尔茨海默病等，是一种进展缓慢的神经退行性疾病，目前缺乏有效的治疗方法，因此提早发现认知异常，采取可靠措施，可有效防止疾病进一步恶化。流行病学研究表明，世界上有 11% 的人口年龄在 60 岁以上；预计到 2050 年，这一比例将增加到 22%，因此，老龄化和与年龄相关的疾病已成为 21 世纪最令人担忧的问题之一，世界医疗卫生将面临巨大挑战。

认知功能障碍是指个体的记忆、语言、推理等认知功能的各个方面表现出明显、可测量的下降或异常。就个体而言，认知功能的下降不仅与年龄有关，与有害物质暴露以及社会应激等也息息相关。有研究发现，自然环境中存在多种神经毒性物质，如杀虫剂（有机氯、有机磷、氨基甲酸酯、拟除虫菊酯、新烟碱和锰杀菌剂）、工业化学品（邻苯二甲酸盐）和金属（汞、铅、铝、砷、氟、镉、钼、锰）等，而且社会经济应激如母亲教育、社会经济和营养状况等，都会对人体的认知功能产生影响。在关于神经毒物暴露的研究中发现，帕金森病和阿尔茨海默病、肌萎缩侧索硬化症和抑郁症经常与接触杀虫剂有关。通过对母鼠口服非二噁英类多氯联苯，其子代小鼠的空间学习和记忆能力出现明显缺损。婴儿暴露于异氟醚几个小时会导致神经行为损伤，包括运动反射发育延迟和激发反应测试评估的焦虑相关行为增加。而且，大脑中众多金属离子的失衡与 AD 的发生和发展密切相关[15]。有研究者发现砷、镉和铅会损害神经发育，导致学习、记忆、注意力集中或决策等认知困难。此外，关于铝毒性的研究均集中在神经系统上，即铝暴露可引起学习能力、空间记忆能力甚至运动障碍。Bulin 等人发现慢性应激损害认知功能，主要损害内侧前额叶皮质介导的执行功能。而且一项关于睡眠质量与认知功能的纵向研究发现，睡眠过长、过短以及睡眠的类型均与认知能力的下降有关。在有关不良生活方式研究中发现，高糖饮食、过度肥胖等与认知能力下降成正相关。综上所述，外界环境以及自身行为方式等均可引起认知功能障碍。因此，为改善认知障碍如痴呆、阿尔茨海默病等，缓解老龄化压力以及社会医疗负担，我们需要研究这些神经毒物以及不良生活方式引起认知功能障碍的分子机制，寻找共同的效应分子，施加干预，改善认知。

通过动物实验，目前已发现，认知功能障碍的发生可能与脑组织的海马区、皮质等密切相关。当出现神经退行性病变时，在海马区、皮质等区域会出现神经元丢失损伤[16, 17]、异常蛋白质沉积[18-20]等现象，导致神经细胞受损，从而引起认知缺陷。这些病理表现可以通过脑组织切片以及影像学等方法观察到。此外，相关的分子机制涉及炎症反应、线粒体损伤、自噬、胆碱能异常及氧化损伤等。机体内疾病的发生是多组织多系统共同调控的结果，当认知损伤时，上述分子机制均可能参与疾病的形成，使得疾病治疗和干预变得困难。因此，我们需要寻找这些分子机制的共同效应分子作为治疗的靶点。

5.3 tau 蛋白与认知功能障碍的关联性

认知功能障碍表现为记忆功能和学习能力的进行性衰退、语言及社交功能减退，乃至情绪变化、人格改变以及生活能力丧失。成人神经元具有自我修复能力，但随着年龄增长修复能力下降，造成神经元进行性损伤进而引起痴呆、阿尔茨海默病等[21]。认知功能障碍的发生根本在于神经元损伤，突触传递障碍、信号传导异常，大脑网络中断[22-26]。在其病因研究中，涉及多个分子机制，但更多的研究表明，该病病理特征主要表现为Aβ聚集、tau 蛋白聚集形成的神经原纤维缠结以及神经原纤维缠结引起的突触功能障碍，这些均是基于细胞骨架及突触损伤发生的，最终导致微管网络退化。因此，过度磷酸化 tau 蛋白可能是导致认知功能障碍的多个分子机制中的同一效应分子。研究也已证明，磷酸化 tau 蛋白有序地组装成异常的丝状包涵体是许多人类神经退行性疾病的明显特征。而且通过抑制 tau 蛋白过度磷酸，可以明显改善学习记忆能力。有研究发现，tau 蛋白 P-tau262 和 P-tau231 表位的早期、短暂和位点特异性的磷酸化与内源性淀粉样蛋白生成途径的激活有关。而且当缺乏内源性 tau 蛋白时，Aβ单独作用于海马神经元时无法引起神经细胞的退行性改变，提出Aβ需要依赖于 tau 蛋白才能产生神经毒性作用。因此，越来越多的证据表明，与Aβ斑块相比，tau 蛋白积聚与 AD 患者神经退行性病变和认知功能减退的发展在病理上更相关[27, 28]。

tau 包涵体是 AD 及相关 tau 病的标志性病变，其发病机制主要集中于过度磷酸化的 tau 蛋白，tau 蛋白在 AD 患者脑内磷酸化程度高出正常人 3～4 倍[5, 29]。研究者常使用 tau 蛋白聚集形成的神经原纤维缠结作为认知功能障碍的 Braak 分期依据。Zimmer 等人通过神经影像学方法，观察到了阿尔茨海默病脑内聚集性 tau 神经原纤维缠结。研究发现，多个分子通路都参与了 tau 蛋白的过度磷酸化，如 PI3K/Akt 信号转导通路、Wnt 信号转导通路、Notch 信号转导通路以及 MAPK 信号转导通路等，这些通路的异常激活都可以引起 tau 蛋白过度磷酸化。过度磷酸化的 tau 蛋白聚集为二聚体/寡聚体，进一步聚合形成致病性的 PHF，这种细丝被认为是一种有毒物质，而且具有不溶性。此外，这种双螺旋细丝会继续聚集，最后形成 NFT，沉积于胞质内，导致神经元毒性。

神经炎症也被认为是导致认知功能障碍的原因之一，而且在神经退行性疾病的星形胶质细胞中发现了聚集体。有研究发现，小胶质细胞和星形胶质细胞是重要的炎症反应细胞，其激活的神经炎症被认为是诱导 tau 缠结沉积的一个因素。在 AD 患者脑中，tau 蛋白聚集成的 NFT 沉积在神经丝和神经炎斑块中。研究者在 MCI 病例中可以看到高水平的炎症，其中 tau 蛋白缠结信号较低，这表明小胶质细胞炎症反应的激活先于 tau 缠结的形成。而且在 tau 蛋白转基因小鼠中，Caspase 先于神经缠结激活而且启动缠结形成。因此炎症导致的认知功能障碍可能是通过诱导 tau 神经原纤维缠结的形成而发生的。氧化应激是一种有毒的细胞状态，与炎症密切相关，被认为是许多神经退行性疾病的共同特征。研究发现，氧化应激水平的增加导致了脑神经元中 tau 蛋白表达的增加，诱导磷酸化 tau 蛋白向神经元胞体重新分布，而且这种变化先于细胞骨架的降解和轴突的回缩。氧化应激在 AD 患者脑中对神经元的功能和生存产生不利影响，促进 tau 蛋白过度磷酸化，引起围观网络异常，阻止树突棘的形成，诱导神经元凋亡。胶质细胞的激活触发炎症和增强氧化应激，氧化应激与炎症反应常常表现为相互促进、同时出现的关系。因此，氧化应激及神经炎症作为神经系统退行性疾病的病因，其机制可能也是通过过度磷酸化 tau 蛋白，引起 tau 蛋白神经原纤维缠结沉积，产生神经毒性。

目前还有证据表明，tau 蛋白异常积聚也可引起突触功能障碍导致认知障碍的发生。突触可塑性（synaptic plasticity）是学习记忆的基础，包括突触功能和结构的可塑性。有研究提出 NFT 是导致突触功能障碍和神经元死亡的主要原因，通过对雄性大鼠侧脑室注射野生型或 P301S 人重组 tau 蛋白形成的可溶性聚集体可明显抑制海马区突触的 LTP。FAD-APP 突变体小鼠出现认知和突触可塑性缺陷，这些缺陷可以通过消除 tau 蛋白的表达来改善，因此提出突触功能障碍和记忆缺陷需要 tau 蛋白的介导。tau 蛋白不仅负责微管的稳定和动力学，参与轴突顺行运输[1-3]，还参与运输线粒体、溶酶体等细胞器以及胞内外囊泡的分泌[4]。因此，tau 蛋白本身不仅参与突触的构成，而且参与相关蛋白质运输，tau 蛋白的丢失改变了几种蛋白质的分布，包括α突触蛋白以及 PSD95 等[30]。因此，tau 蛋白异常表达可以通过破坏突触可塑性引起神经元损伤，导致认知功能障碍。

综上所述，tau 蛋白异常翻译后修饰可导致 tau 蛋白异常聚集，形成神经原纤维缠结沉积于胞质内产生细胞毒性作用，而且 tau 蛋白的异常改变导致突触可塑性损伤，神经元轴突功能丧失，最终导致神经元损伤和神经网络异常。

5.4 展望

认知功能的损伤受到多种外源性因素及内源性因素的调节。其中 tau 蛋白作为一种微管相关蛋白，对神经轴突的结构与功能具有重要作用，参与神经网络的构建，因此其在相关分子机制中常位于较下游。对 tau 蛋白异常聚集干预可能是改善认知损伤的途径之一。然而，tau 蛋白的异常聚集可能受到多个分子机制的调节，目前尚不清楚 tau 异常聚集是通过哪个通路实现的。此外，认知功能的损伤还与 Aβ 沉积等有关，认知功能障碍的发生不仅局限于 tau 蛋白异常聚集，还与其他因素有关。因此，关于认知功能障碍发生的原因还需进一步深入研究。

参考文献

[1] Wegmann S. Liquid-liquid phase separation of tau protein in neurobiology and pathology[J]. Adv Exp Med Biol, 2019, 1184：341-357.

[2] 高珊, 孔立红. tau 蛋白的过度磷酸化机制及其在阿尔茨海默病中的作用[J]. 华中科技大学学报（医学版）, 2016, 45（006）：711-715.

[3] Hernández F, Avila J. Tauopathies[J]. Cell Mol Life Sci, 2007, 64（17）：2219-2233.

[4] Arnold C S, Johnson G V, Cole R N, et al. The microtubule-associated protein tau is extensively modified with O-linked N-acetylglucosamine[J]. J Biol Chem, 1996, 271（46）：28741-28744.

[5] Losev Y, Frenkel-Pinter M, Abu-Hussien M, et al. Differential effects of putative N-glycosylation sites in human tau on Alzheimer's disease-related neurodegeneration[J]. Cell Mol Life Sci, 2021, 78（5）：2231-2245.

[6] Bolós M, Pallas-Bazarra N, Terreros-Roncal J, et al. Soluble Tau has devastating effects on the structural plasticity of hippocampal granule neurons[J]. Transl Psychiatry, 2017, 7（12）：1267.

[7] Goode B L, Denis P E, Panda D, et al. Functional interactions between the proline-rich and repeat regions of tau enhance microtubule binding and assembly[J]. Mol Biol Cell, 1997, 8（2）：353-365.

[8] Brandt R, Lee G. Functional organization of microtubule-associated protein tau. Identification of regions which affect microtubule growth, nucleation, and bundle formation in vitro[J]. J Biol Chem, 1993, 268（5）：3414-3419.

[9] Hanger D P, Betts J C, Loviny T L, et al. New phosphorylation sites identified in hyperphosphorylated tau（paired helical filament-tau）from Alzheimer's disease brain using nanoelectrospray mass spectrometry[J]. J Neurochem, 1998, 71（6）：2465-2476.

[10] Morishima-Kawashima M, Hasegawa M, Takio K, et al. Proline-directed and non-proline-directed phosphorylation of PHF-tau[J]. J Biol Chem, 1995, 270（2）：823-829.

[11] Porzig R, Singer D, Hoffmann R. Epitope mapping of mAbs AT8 and Tau5 directed against hyperphosphorylated regions of the human tau protein[J]. Biochem Biophys Res Commun, 2007, 358（2）：644-649.

[12] Avila J. Our working point of view of tau protein[J]. J Alzheimers Dis, 2018, 62（3）：1277-1285.

[13] Chong F P, Ng K Y, Koh R Y, et al. tau proteins and tauopathies in Alzheimer's disease[J]. Cell Mol Neurobiol, 2018, 38（5）：965-980.

[14] Fillit H M, Butler R N, O'Connell A W, et al. Achieving and maintaining cognitive vitality with aging[J]. Mayo Clin

Proc, 2002, 77（7）：681-696.

[15] Wang L, Yin Y L, Liu X Z, et al. Current understanding of metal ions in the pathogenesis of Alzheimer's disease[J]. Transl Neurodegener, 2020, 9：10.

[16] Hokkanen S, Hunter S, Polvikoski T M, et al. Hippocampal sclerosis, hippocampal neuron loss patterns and TDP-43 in the aged population[J]. Brain Pathol, 2018, 28（4）：548-559.

[17] Liu T T, Ye X L, Zhang J P, et al. Increased adult neurogenesis associated with reactive astrocytosis occurs prior to neuron loss in a mouse model of neurodegenerative disease[J]. CNS Neurosci Ther, 2017, 23（11）：885-893.

[18] Vaquer-Alicea J, Diamond M I. Propagation of protein aggregation in neurodegenerative diseases[J]. Annu Rev Biochem, 2019, 88：785-810.

[19] Nonaka T, Masuda-Suzukake M, Hasegawa M. Molecular mechanisms of the co-deposition of multiple pathological proteins in neurodegenerative diseases[J]. Neuropathology, 2018, 38（1）：64-71.

[20] Hekmatimoghaddam S, Zare-Khormizi M R, Pourrajab F. Underlying mechanisms and chemical/biochemical therapeutic approaches to ameliorate protein misfolding neurodegenerative diseases[J]. Biofactors, 2017, 43（6）：737-759.

[21] 谢林江, 邓婷, 徐颖, 等. 阿尔茨海默病信号通路研究进展及对策研究[J]. 中国药理学通报, 2021, 37（2）：165-170.

[22] Stampanoni B M, Iezzi E, Gilio L, et al. Synaptic plasticity shapes brain connectivity：implications for network topology[J]. Int J Mol Sci, 2019, 20（24）.

[23] Mesa-Herrera F, Taoro-González L, Valdés-Baizabal C, et al. Lipid and lipid raft alteration in aging and neurodegenerative diseases：a window for the development of new biomarkers[J]. Int J Mol Sci, 2019, 20（15）.

[24] Lo V V. The phosphoinositide signal transduction pathway in the pathogenesis of Alzheimer's disease[J]. Curr Alzheimer Res, 2018, 15（4）：355-362.

[25] Pramanik S, Sulistio Y A, Heese K. Neurotrophin signaling and stem cells-implications for neurodegenerative diseases and stem cell therapy[J]. Mol Neurobiol, 2017, 54（9）：7401-7459.

[26] LaFerla F M, Green K N, Oddo S. Intracellular amyloid-beta in Alzheimer's disease[J]. Nat Rev Neurosci, 2007, 8（7）：499-509.

[27] Bhatia V, Sharma S. Role of mitochondrial dysfunction, oxidative stress and autophagy in progression of Alzheimer's disease[J]. J Neurol Sci, 2021, 421：117253.

[28] Kametani F, Hasegawa M. Reconsideration of amyloid hypothesis and tau hypothesis in Alzheimer's disease[J]. Front Neurosci, 2018, 12：25.

[29] Trzeciakiewicz H, Ajit D, Tseng J H, et al. An HDAC6-dependent surveillance mechanism suppresses tau-mediated neurodegeneration and cognitive decline[J]. Nat Commun, 2020, 11（1）：5522.

[30] Vacchi E, Kaelin-Lang A, Melli G. Tau and alpha synuclein synergistic effect in neurodegenerative diseases：when the periphery is the core[J]. Int J Mol Sci, 2020, 21（14）.

第6章

蛋白激酶及蛋白酯酶与 tau 蛋白的合成

6.1 tau 蛋白的生理功能

Weingarten 等首次发现 tau 蛋白及其促进微管装配以及稳定微管的作用。微管是神经细胞中参与胞体与轴突营养输送的通道，是细胞骨架的重要成分，由管蛋白和 MAP 组成。tau 蛋白是微管相关蛋白，不仅广泛表达于中枢和外周神经系统，也存在于肺、肾、睾丸等组织中[1]。在中枢神经系统中 tau 蛋白主要分布在神经元轴突[2]，参与微管的装配并维持微管的稳定。然而，最近的数据表明树突中也存在 tau 蛋白，而且可能发挥重要的生理作用[3, 4]。

tau 蛋白的基因位于人体的第 17 号染色体长臂上，全长 100kb，有 16 个外显子，其中 11 个编码 tau 蛋白[5]。正常人中由于 tau 蛋白 mRNA 的选择性剪切，会编码出 6 种亚型，分别由 352、381、383、410、412 和 441 个氨基酸残基组成，分子量为 48～67kDa。tau 蛋白的一级结构可分为 4 个区域，分别是 N 端区、C 端区、Pro 富集区和氨基酸残基的重复串联区。其中 N 端区为延伸结构域，从微管的外表面延伸出来，会与其他细胞骨架成分及细胞膜接触，以维持细胞轴突的稳定。其次，氨基酸残基的重复串联区其实是 tau 蛋白的微管结合区，tau 蛋白可通过这个区域和微管的外表面紧紧相连，并与微管相互作用，促进微管的组装以及参与细胞轴突的运输[6]。在聚合诱导因子（多聚阴离子、尿酸溶液等）和翻译后修饰（tau 蛋白中丝氨酸/苏氨酸位点的磷酸化等）作用下，tau 蛋白形成β折叠结构，与微管分离并逐步聚集成 tau 蛋白二聚体、寡聚体、原聚体、PHF 和神经原纤维缠结（NFT）[7]。

通常，在正常脑中 tau 蛋白会与微管蛋白结合并促进其聚合成微管，从而以维持微管的稳定性，还可以减少微管蛋白分子的解离。它参与维持细胞形态、物质运转、细胞分裂、细胞运动及细胞内外信息传递等功能[8]。tau 蛋白功能障碍可能导致细胞骨架的坍塌，从而造成神经信号传导及神经营养物质转运障碍；神经信号传导受到干扰可能导致神经元营养障碍。

6.2 tau 蛋白磷酸化

tau 蛋白有磷酸化、糖基化、泛素化、氧化、去氨基化等修饰，其中磷酸化的研究较多，tau 蛋白磷酸化是调节 tau 蛋白和微管相互作用的重要因素，tau 蛋白过度磷酸化后，改变 tau 蛋白的构象，降低了与微管结合及促进微管组装的能力[9]。因此，寻找抑制 tau 蛋白过磷酸化的途径，就成为治疗阿尔茨海默病的重点。

在细胞内，tau 蛋白可以被修饰，其中最重要的是磷酸化，而 tau 蛋白的功能取决于其磷酸化水平，磷酸化状态取决于影响其结构的 tau 蛋白激酶和磷酸酶之间的平衡。蛋白质磷酸化增加了三种类型的氨基酸酯的磷酸基团：丝氨酸、苏氨酸、酪氨酸。磷酸化是 tau 蛋白最常见的翻译后修饰。到目前为止，tau 蛋白有 85 个磷酸化位点已经被证实[10]。正常成人脑 tau 蛋白的磷酸化位点有 4 个：P-tau181、P-tau231、P-tau199 和 P-tau404；胎脑中 tau 蛋白的磷酸化位点有 10 个：P-tau181、P-tau231、P-tau198、P-tau199、P-tau202、P-tau217、P-tau235、P-tau396、P-tau400 和 P-tau404；PHF-tau 蛋白的磷酸化位点有 21 个：P-tau46、P-tau123、P-tau198、P-tau199、P-tau202、P-tau208、P-tau210、P-tau212、P-tau214、P-tau217、P-tau231、P-tau235、P-tau262、P-tau396、P-tau400、P-tau403、P-tau404、P-tau409、P-tau412、P-tau413 和 P-tau422。PHF-tau 蛋白的这些异常磷酸化位点主要集中在 tau 蛋白分子的两个区域，一个是 N-末端，另一个是 C-末端至微管结合重复序列区。正常成人 tau 蛋白和 PHF-tau 蛋白中的上述磷酸化位点也大部分存在于人类和啮齿类胎脑 tau 蛋白分子中。

tau 蛋白构象的变化可能会导致过度磷酸化，过度磷酸化的 tau 蛋白会从微管上脱落，聚集形成不易被蛋白水解酶降解的神经原纤维缠结，堆积在神经元内，这是出现 NFT 和 PHF 以及束状纤丝（straight filament，SF）的主要原因。神经元 tau 蛋白过度磷酸化和聚合将诱使微管调节能力下降，导致微管组装及微管结构维持能力下降，进而影响轴浆输送，导致部分胞体及神经末梢间的正常输送无法快速降解为神经元成分，干扰神经元突触间的信息传导，造成神经细胞结构和功能异常，最终发展为神经元退行性改变，并诱发相关病变[11]。

更为严重的是它可促进和增强不溶性 tau 蛋白的聚集，可溶性的 tau 蛋白过度磷酸化后转为不可溶，并沉淀导致神经元功能障碍。不可溶 tau 蛋白的组成包括 PHF 的亚单位，主要有过度磷酸化的 tau 蛋白和少量微管相关蛋白。tau 蛋白是组成 PHF/NFT 的唯一必需成分，在这个过程中会产生毒性。证据证实异常磷酸化 tau 蛋白从一种生物功能的分子转化为一种有毒蛋白质，根据不同亚型而异常聚集的 tau 蛋白是具有不同程度的毒性的。所以，可溶性的 tau 聚集体和纤维状 tau 蛋白会直接促成 tau 蛋白介导的神经元的损伤甚至导致 AD 的发生。

6.3 蛋白激酶

tau 蛋白磷酸化程度是体内的多种磷酸化的特异性蛋白激酶和脱磷酸化的蛋白磷酸酯酶两种作用间互相平衡出来的结果。正常情况下，这两种效用呈平衡状态，但在病理条件下，磷酸激酶活性将随之增高，磷酸酯酶活性则可能降低，并导致 tau 蛋白磷酸化，这种调节的失衡将导致 tau 蛋白的过度磷酸化以及进一步的病理作用，如导致患 AD。tau 蛋白磷酸激酶可以分为三类：脯氨酸蛋白激酶(proline-directed protein kinase，PDPK)、非 PDPK 蛋白激酶和酪氨酸蛋白激酶（tyrosine protein kinase，TPK）[6]。

6.3.1 CaMK-Ⅱ

钙/钙调素依赖性蛋白激酶-Ⅱ（calcium/calmodulin-dependent protein kinase Ⅱ，CaMK-Ⅱ）是一种非脯氨酸指导的多功能蛋白激酶，分子量约为 600kDa，约由 12 个亚基组成，分为 α、β、γ、δ 4 种类型。4 类亚基具有很高的同源性。其中 α 亚基仅在脑细胞中表达。CaMK-Ⅱ存在于许多动物细胞内，尤其在神经组织中含量丰富。在脑部某些区域如海马内占其蛋白质总量的 2%，主要集中在突触部位。

CaMK-Ⅱ亚基均含有 ATP 结合的序列、蛋白激酶催化活性中心及钙调素结合域。纯化的 CaMK-Ⅱ在钙或钙调素缺失时几乎无活性，而加入钙或钙调素后其活性最少增加 200 倍[12]。一旦与钙或钙调素结合，其分子构象即发生改变，每个催化结构域使邻近亚基的抑制结构域发生自身磷酸化，借此激活 CaMK-Ⅱ，并依次磷酸化细胞中的其他靶蛋白，从而呈现其钙或钙调素依赖的生物学活性。CaMK-Ⅱ可催化 tau 蛋白 P-tau262/P-tau356 位点发生磷酸化，从而部分或完全抑制 tau 蛋白促微管组装和维持微管稳定的活性。可见，CaMK-Ⅱ在 tau 蛋白磷酸化及其生物学功能调节中起重要作用。

6.3.2 GSK-3

PDPK 类最为重要的为糖原合酶激酶-3（glycogen synthase kinase-3，GSK-3）及细胞周期蛋白依赖性激酶 5（cyclin-dependent kinase 5，CDK5）。GSK-3 是一种丝氨酸/苏氨酸激酶，其活性取决于酪氨酸 279（GSK-3α）或酪氨酸 216（GSK-3β）的磷酸化水平[13]。20 世纪 90 年代 GSK-3β 被确定为 tau 蛋白激酶，到目前为止，已经发现了 42 个 tau 蛋白磷酸化位点。其中 29 个位点在 AD 患者的大脑中被磷酸化[10]。因此 GSK-3β 的水平可能与神经退行性病变的进展密切相关。

GSK-3 亚型包括 GSK-3α 和 GSK-3β，后者在 AD 患者 tau 蛋白磷酸化中起到关键作用。2007 年王建枝团队首次提供了 tau 蛋白过度磷酸化对抗细胞凋亡的证据，指出 GSK-3β 可以同时磷酸化 tau 蛋白和β-catenin，tau 蛋白过度磷酸化抑制 GSK-3β 对β-catenin 的磷酸化、升高β-catenin 的水平和促进β-catenin 的细胞核转位，激活与细胞生长分化有关基因的表达，从而抵抗细胞凋亡。Li 等人认为 tau 蛋白的磷酸化通过 GSK-3β 稳定β-catenin 减弱凋亡。Wang 等人在 APP 转染的小鼠神经母细胞瘤 N2a 细胞试验结果中同时发现高度表达的 Aβ 及 tau 蛋白的磷酸化，对其中相关蛋白酶定量定时分析后推测 Aβ 高水平表达激活 GSK-3，后者反过来增加 tau 蛋白的磷酸化和 Aβ 的进一步增多。由此可见，GSK-3 在 tau 蛋白磷酸化及其生物学功能调节中起重要作用。

6.3.3 CDK5

CDK5 原本纯为 tau 蛋白激酶Ⅱ，是一种丝氨酸/苏氨酸激酶，属于 PDPK 类。CDK5 系统包括 CDK5 及其调节蛋白 p35、p25 和 p39，p25 为 CDK5 的激活剂[14, 15]。有研究表明，CDK5 的激活剂 p25 具有较长的半衰期，当细胞内游离的钙离子增加时会激活钙蛋白酶，从而将 p35 裂解为更稳定的 p25，延长 CDK5 的活性。这些数据显示，CDK5-p25 途径可能是 AD 病理生理学的一个重要组成部分。

CDK5 可催化 tau 蛋白等多种微管相关蛋白的磷酸化。诸多研究表明，CDK5 失调参与神经退行性疾病发病过程。Ahlijanian 等揭示在过度表达 CDK5 活化剂的转基因小鼠中 tau 蛋白和神经纤维被高度磷酸化；Wendy Noble 认为 CDK5 在一些激酶参与的 tau 蛋白病理进程中起主要的作用；Joao P. Lopes 等利用 AD 小鼠模型观察到伴随着 CDK5 的过度激活，高度磷酸化 tau 增加以及显著的神经元丢失，说明 CDK5 在 tau 蛋白磷酸化中有重要作用。

6.3.4 MAPK 通路

丝裂原活化蛋白激酶（mitogen activated protein kinases，MAPKs）是一类脯氨酸依赖的蛋白激酶，在 AD 病人体内参与诱导 tau 蛋白的过度磷酸化。MAPK 通路是细胞外信号引起细胞核反应甚至导致细胞死亡的共同通路，主要包括细胞外调节蛋白激酶（extracellular regulated protein kinases，ERK）通路的抑制和 p38MAKP、c-Jun 氨基末端激酶（c-Jun N-terminal kinases，JNK）通路的激活[16]。MAPK 通过Ⅷ区域双位点的磷酸化而活化，并通过三级酶促级联反应传递信号，即 MAPK 激酶的激酶 （MAP kinase kinase kinase，MAPKKK，MEKK）→MAPK 激酶（MAP kinase kinase，MAPKK，MEK）→ MAPK。MAPK 超家族底物包括：MAPKAP 激酶，如 RSK1、RSK2、MAPKAP2 和 MAPKAP3，以及转录因子，如 Elk1、Jun、CHOP 和 ATF-2 等。MAPK 传导细胞对环境因素刺激后的多种反应信号，ERK 主要传导引起细胞分化和增殖的生长因子信号，炎性细胞因子和应激（紫外线、辐射线、高热和合成抑制等）信号则激活 JNK 和 p38 从而引起应激反应，导致细胞生长停滞和凋亡[16]。

MAPK 的三条途径 ERK、JNK、p38 都参与诱导 tau 蛋白过度磷酸化，且与 Aβ、氧化应激、炎性因子及蛋白磷酸酯酶等因素相关[16]。

6.3.4.1 ERK

ERK 通路包括 ERK1 和 ERK2，主要存在于细胞树突、轴突及活化的星形胶质细胞中。原位杂交研究显示，ERK1 mRNA 表达于齿状回颗粒细胞中，而 ERK2 mRNA 在齿状回颗粒细胞、海马的锥体细胞和相邻的颞叶皮层都有表达[1]。ERK 在体内的主要通路为 Ras→Raf→MEK1/2→ERK，生长因子受体结合蛋白 Grb2 与鸟嘌呤核苷酸交换因子 Sos 形成复合物，促进无活性的 Ras 与 GTP 结合从而使 Ras 被激活，激活的 Ras 活化 Raf，磷酸化 MEK1/2，进而激活 ERK，活化的 ERK 转移到细胞核，磷酸化一系列转录因子，包括 Elk1、SAP-1α、c-Myc 等。ERK 在体内参与细胞活化、迁移，在突触可塑性及记忆中起重要作用，也参与神经元细胞的凋亡[16]。

ERK 可引起 tau 蛋白磷酸化，主要与 Aβ、氧化应激、炎性因子等有关，首先在 MAPK 上游 Ras 显著抑制性细胞株中，Aβ 不能引起 tau 蛋白磷酸化，显示 Aβ 诱导的 tau 蛋白磷酸化与 MAPK 有关[17]；血红素加氧酶（HO-1）是氧化应激的明确标记物及重要的细胞保护性酶，其在 AD 的发病中也起了重要作用，与 tau 蛋白有密切关系，在高表达 HO-1 细胞中，HO-1 活性出现升高，而 tau 蛋白的水平则出现大幅下降，而同时活性 ERK 的水平也出现下降，这表明 tau 蛋白的表达受到包括 ERK 在内的信号级联的调控，并且 ERK 的活性受到氧化应激的调节[18]。

6.3.4.2 p38MAPK

p38MAPK 是由 360 个氨基酸组成的酪氨酸磷酸化蛋白激酶，存在六种异构形式[19]。p38MAPK 可被多种因素激活，包括氧化应激、炎性因子如白介素-1（IL-1）、肿瘤坏死因子（TNF-α）、紫外线及高渗状态等。在体内参与转录调控、凋亡、细胞因子的生成等多种生物反应[16]。

p38 在体内可磷酸化 tau 蛋白，经免疫蛋白试验 p38 可以磷酸化 tau 蛋白 P-tau181、P-tau202、P-tau205、P-tau396 和 P-tau422 位点[20]，免疫细胞化学方法已经确立了磷酸化 p38 在脑组织细胞及亚细胞中的定位，早期 AD 病例即有高水平的磷酸化 p38 免疫反应性，磷酸化 p38 的免疫反应性主要位于神经元内早期神经原纤维病变[21]。Sahara 等研究了表达 tau 蛋白突变基因的转基因小鼠，磷酸化的 p38MAPK 免疫反应性在小鼠中持续存在神经原纤维缠结和颗粒空泡变性，显示 p38MAPK 与 tau 蛋白磷酸化关系密切。p38 经研究证实可在体外磷酸化 tau 蛋白，而且这些磷酸化位点与 AD 患者脑中提取的神经原纤维缠结中 tau 蛋白的磷酸化位点一致。

6.3.4.3 JNK

在哺乳动物中，JNKs 主要由三个基因编码，即 jnkl、jnk2、jnk3。JNK 在中枢神经系统中至少有十种异构体，jnkl 和 jnk2 广泛分布于组织中，jnk3 主要分布于脑中。JNK 途径对凋亡、生长、分化、胚胎发育和免疫应答等都起重要作用。

JNK 异构体 JNK1、JNK2 和 JNK3 均可在丝氨酸/苏氨酸位点上磷酸化 tau 蛋白，JNK2 磷酸化 tau 蛋白位点最多，其次为 JNK3 与 JNKl[22]。实验证明，JNK 对神经原纤维缠结中的 tau 蛋白的过磷酸化起重要作用，tau 蛋白的主要磷酸化位点是 P-tau205 和 P-tau422[23]，在胰岛素基因敲除的小鼠脑中，tau 蛋白出现过磷酸化，同时 JNK 及 GSK-3β 出现过磷酸化，证明缺乏胰岛素对脑的刺激可引起 JNK 的激活，诱导 tau 蛋白磷酸化[24]。最近的研究中发现 tau 蛋白的磷酸化与帕金森病及 α 突触核蛋白（α-synuclein）的过表达有关，在过表达 A30P α-synuclein 的小鼠脑中出现 tau 蛋白的异常磷酸化，磷酸化 tau 蛋白位点在 P-tau396/P-tau404 和 P-tau202，同时脑内磷酸化 JNK 的蛋白水平出现升高，这些结果显示过表达的 α-突触核蛋白可以通过 JNK 途径诱导 tau 蛋白磷酸化。小鼠大脑因饥饿诱导的应激所引起的 tau 蛋白磷酸化的升高也与 JNK 活化有关。

上述蛋白激酶只能磷酸化 tau 蛋白有限的位点，还没有发现能磷酸化所有 21 个位点的激酶。目前这一领域的研究倾向于阐明在 AD 患者中到底是哪些激酶完成了 tau 蛋白多个位点的磷酸化及各激酶间的相互作用。

6.3.5 应用

迄今为止，临床上依然缺乏治疗 AD 的有效手段。已上市的抗 AD 药物主要为乙酰胆碱酯酶抑制剂，品种单一而且疗效并不理想。2014 年，备受瞩目的用于治疗阿尔茨海默病的单克隆抗体类药物 solanezumab 的Ⅲ期临床试验表明，该药物不能改善阿尔茨海默病患者的认知或者生活能力，这为今后阿尔茨海默病药物的研发前景带来了不确定性。AD 是一种复杂的多致病机制的神经退行性疾病，依据"单一分子、单一靶标"的理论研究的药物都只能缓解 AD 患者的病情而非治愈。基于这一点，开发能同时调控多个靶点的高效而安全的化学实体药物，用于治疗 AD 的策略正悄然兴起。

以 tau 蛋白磷酸化相关激酶为靶点而开发的小分子抑制剂已经成为近年来抗 AD 药物研究的重要方向，已经有大量的候选化合物进入临床研究阶段。目前针对 GSK-3β 和 CDK5 的空间结构研究已经有了长足进展，各种亚型的晶体结构逐一得到解析，这些结构蕴含了受体和配体的作用模式，这将有助于加速 GSK-3β/CDK5 双靶点抑制剂的寻找。基于 GSK-3β 和 CDK5 的空间结构特点，利用药效团高通量虚拟筛选和分子对接的方法，分析 GSK-3β 和 CDK5 与配体小分子的相互作用，设计出活性分子阻断 GSK-3β/CDK5 信号转导通路，抑制 tau 蛋白的过磷酸化，将成为开发新型抗 AD 药物的新方向。

随着对 tau 蛋白磷酸化机制的研究不断深入，越来越多的多靶点蛋白激酶小分子抑制剂会被相继开发。除了 GSK-3β 和 CDK5 两个靶点外，MAPK、JNK1/2/3 和 ERK1/2 等蛋白激酶也与 tau 蛋白磷酸化有较大关联，是值得关注的潜在 AD 药物靶标，针对这些激酶的小分子抑制剂的研究将为 AD 的治疗带来光明前景。

6.4 蛋白磷酸酯酶

tau 蛋白磷酸化由激酶和磷酸酶共同来调节，这种调节失衡可导致 tau 蛋白过磷酸化以及进一步的病理作用。这说明不仅激酶活性的增加可能影响 tau 蛋白磷酸化的过程，tau 蛋白去磷酸化的下降也直接影响 tau 蛋白磷酸化过程。根据 Cohen 的分类法，大量存在于人脑中的丝氨酰和磷酸苏氨酰蛋白磷酸酯酶（主要包括 4 种类型：PP1、PP2A、PP2B 和 PP2C），PP1、PP2A 及 PP2B 使 PHF-tau 去磷酸化以后可不同程度地恢复 tau 蛋白的结构状态和生物功能，其中 PP2A 的活性最强[7]。

6.4.1 PP2A

PP2A 是脑内对 tau 蛋白起脱磷酸化作用的主要的蛋白磷酸酶，它是一个多聚体酶，由至少含有一个二聚化的核心酶构成的催化单位（C 亚基）和结构亚基（A 亚基）组成[25]。AD 患者脑中 PP2A 活性下调 20%~30%。应用 PP2A 的抑制剂后可以发现高度磷酸化的 tau 蛋白上调[26]。失活的 PP2A 不能使高度磷酸化的 tau 蛋白去磷酸化，因此导致神经原纤维缠结的形成[27]。有研究表明：老年痴呆患者脑中异常过度磷酸化 tau 蛋白增加是因为在 tau 蛋白磷酸化过程中起主要作用的 PP2A 蛋白活性降低。tau 蛋白作为 PP2A 的底物，一旦与 PP2A 的不同亚基结合便产生 tau

蛋白的去磷酸化。研究发现，轻度认知功能障碍患者外周淋巴细胞 PP2A 的活性比正常老年人明显降低了 30%，而老年痴呆患者 PP2A 的活性比正常老年人明显降低了 35%。同时也有研究检测血浆 PP2A 的变化，发现认知功能障碍患者血浆 PP2A 的表达随病程的延长降低，提示 PP2A 对认知功能障碍诊断有参考价值。应用 PP2A 抑制剂后发现高度磷酸化的 tau 蛋白上调。

6.4.2 PP2B

PP2B 是唯一受钙和钙调素调节的一种丝氨酸/苏氨酸蛋白质磷酸酶，广泛分布于机体各个组织。在细胞信号传递的过程中，PP2B 通过对靶蛋白脱磷酸化而实现对生理活动的调节，故被认定为是保护 AD 患者的一个重要磷酸酶[28]。PP2B 通过抑制星形胶质细胞中活化 T 细胞核因子（NFAT）和核因子κB（NF-κB）的活化以及抑制星形胶质细胞增生而减轻促炎性细胞因子的产生，从而抑制 tau 蛋白过度磷酸化而缓解 AD 患者的病症[28, 29]。

6.4.3 应用

随着对蛋白磷酸酶研究的深入，人们更加深刻地认识到蛋白磷酸酶和蛋白激酶之间维系的磷酸化平衡在疾病中的重要作用，蛋白磷酸酶也不仅仅只发挥下调磷酸化信号的作用，异常的蛋白磷酸酶在不同环境下上调或下调磷酸化信号都可能导致疾病的产生。

目前，蛋白激酶小分子抑制剂已有许多被批准用于临床治疗，相比之下，蛋白磷酸酶抑制剂的药物研发进展则十分缓慢，大多数进展较快的蛋白磷酸酶抑制剂仍然处于临床实验阶段。变构抑制剂的出现，可以避开高度保守的蛋白磷酸酶催化位点，不仅提高小分子对特定蛋白磷酸酶的选择性，还可以减小分子的极性和电荷，提高溶解性、渗透性和生物利用度。因此为了攻克蛋白磷酸酶抑制剂"不可成药"的难题，蛋白磷酸酶变构抑制剂药物也被寄予厚望。

6.5 小结

综上所述，tau 蛋白在衰老和神经退行性以及神经元细胞骨架崩溃中起着重要的作用。高度磷酸化的 tau 蛋白导致微管分离，同时降低自身的水溶性并相互结合，最终聚集形成神经原纤维缠结。

生物细胞中蛋白质的磷酸化水平受蛋白激酶和蛋白磷酸酯酶的双重调节。正常情况下，这两种效用呈平衡状态，但在病理条件下，蛋白激酶活性将随之增高，蛋白磷酸酯酶活性则可能降低，并导致 tau 蛋白磷酸化。这种调节的失衡将导致 tau 蛋白的过度磷酸化以及进一步的病理作用，如导致 AD[30]。通过抑制 tau 蛋白激酶的活性来降低 tau 蛋白的磷酸化似乎是有效策略，以防止 tau 蛋白聚集和其相关的病理连锁效应。tau 蛋白的异常修饰在 AD 患者神经原纤维退化中起重要作用，多种酶的代谢异常与 tau 蛋白异常修饰有关，蛋白激酶及蛋白磷酸酯酶相应的干预剂及激动剂可望对 AD 患者神经原纤维退化起抑制或逆转作用。

参考文献

[1] Hyman B T, Elvhage T E, Reiter J. Extracellular signal regulated kinases. Localization of protein and mRNA in the human hippocampal formation in Alzheimer's disease[J]. Am J Pathol, 1994, 144（3）：565-572.

[2] Hirokawa N, Funakoshi T, Sato-Harada R, et al. Selective stabilization of tau in axons and microtubule-associated protein 2C in cell bodies and dendrites contributes to polarized localization of cytoskeletal proteins in mature neurons[J]. J Cell Biol, 1996, 132（4）：667-679.

[3] Zempel H, Luedtke J, Kumar Y, et al. Amyloid-β oligomers induce synaptic damage via Tau-dependent microtubule severing by TTLL6 and spastin[J].The EMBO Journal, 2013, 32（22）：2920-2937.

[4] Ittner L M, Ke Y D, Delerue F, et al. Dendritic function of tau mediates amyloid-beta toxicity in Alzheimer's disease mouse models[J]. Cell, 2010, 142（3）：387-397.

[5] 刘倩, 吴为辉, 李人望, 等. 载脂蛋白 E 与阿尔兹海默病的相关研究进展[J]. 化学进展, 2007, 19（12）：2006-2011.

[6] 刘晏伊, 陈超, 李志鹏, 等. tau 蛋白的磷酸化对阿尔兹海默症影响的相关研究[J]. 中国老年保健医学, 2016, 14（5）：8-11.

[7] 于艳红, 许杰, 李文彬, 等. tau 蛋白磷酸化在阿尔茨海默病中所处的地位[J]. 现代生物医学进展, 2015, 15（8）：1573-1576.

[8] Hoe H S, Freeman J, Rebeck G W. Apolipoprotein E decreases tau kinases and phospho-tau levels in primary neurons[J]. Mol Neurodegener, 2006, 1：18.

[9] Avila J, Lucas J J, Perez M, et al. Role of tau protein in both physiological and pathological conditions[J]. Physiol Rev, 2004, 84（2）：361-384.

[10] Hanger D P, Anderton B H, Noble W. Tau phosphorylation: the therapeutic challenge for neurodegenerative disease[J]. Trends Mol Med, 2009, 15（3）：112-119.

[11] Steinhart M R, Cone F E, Nguyen C, et al. Mice with an induced mutation in collagen 8A2 develop larger eyes and are resistant to retinal ganglion cell damage in an experimental glaucoma model[J]. Mol Vis, 2012, 18：1093-1106.

[12] Schulman H. Phosphorylation of microtubule-associated proteins by a Ca^{2+}/calmodulin-dependent protein kinase[J]. J Cell Biol, 1984, 99（1）：11-19.

[13] Wang Q M, Fiol C J, DePaoli-Roach A A, et al. Glycogen synthase kinase-3 beta is a dual specificity kinase differentially regulated by tyrosine and serine/threonine phosphorylation[J]. J Biol Chem, 1994, 269（20）：14566-14574.

[14] Tseng H C, Zhou Y, Shen Y, et al. A survey of Cdk5 activator p35 and p25 levels in Alzheimer's disease brains[J]. FEBS Lett, 2002, 523（1-3）：58-62.

[15] Ahlijanian M K, Barrezueta N X, Williams R D, et al. Hyperphosphorylated tau and neurofilament and cytoskeletal disruptions in mice overexpressing human p25, an activator of cdk5[J]. Proc Natl Acad Sci USA, 2000, 97（6）：2910-2915.

[16] 宋锦秋, 陈晓春. MAPK 信号通路与阿尔茨海默病中 tau 蛋白磷酸化的关系[J]. 国际神经病学神经外科学杂志, 2006, 33（4）：339-343.

[17] Okamoto T, Takeda S, Murayama Y, et al. Ligand-dependent G protein coupling function of amyloid transmembrane precursor[J]. J Biol Chem, 1995, 270（9）：4205-4208.

[18] Haddad J J. Oxygen homeostasis, thiol equilibrium and redox regulation of signalling transcription factors in the alveolar epithelium[J]. Cell Signal, 2002, 14（10）：799-810.

[19] Mielke K, Herdegen T. JNK and p38 stresskinases--degenerative effectors of signal-transduction-cascades in the nervous system[J]. Prog Neurobiol, 2000, 61（1）：45-60.

[20] Reynolds C H, Nebreda A R, Gibb G M, et al. Reactivating kinase/p38 phosphorylates tau protein in vitro[J]. J Neurochem, 1997, 69（1）：191-198.

[21] Sun A, Liu M, Nguyen X V, et al. P38 MAP kinase is activated at early stages in Alzheimer's disease brain[J]. Exp Neurol, 2003, 183（2）：394-405.

[22] Yoshida H, Hastie C J, McLauchlan H, et al. Phosphorylation of microtubule-associated protein tau by isoforms of c-Jun N-terminal kinase （JNK）[J]. J Neurochem, 2004, 90（2）：352-358.

[23] Reynolds C H, Utton M A, Gibb G M, et al. Stress-activated protein kinase/c-jun N-terminal kinase phosphorylates tau protein[J]. J Neurochem, 1997, 68（4）：1736-1744.

[24] Schechter R, Beju D, Miller K E. The effect of insulin deficiency on tau and neurofilament in the insulin knockout mouse[J]. Biochem Biophys Res Commun, 2005, 334（4）：979-986.

[25] Landrieu I, Smet-Nocca C, Amniai L, et al. Molecular implication of PP2A and Pin1 in the Alzheimer's disease specific hyperphosphorylation of Tau[J]. PLoS One, 2011, 6（6）：e21521.

[26] Chen S, Li B, Grundke-Iqbal I, et al. I1PP2A affects tau phosphorylation via association with the catalytic subunit of protein phosphatase 2A[J]. J Biol Chem, 2008, 283（16）：10513-10521.

[27] Liu R, Zhou X W, Tanila H, et al. Phosphorylated PP2A （tyrosine 307）is associated with Alzheimer neurofibrillary pathology[J]. J Cell Mol Med, 2008, 12（1）：241-257.

[28] Vogels T, Leuzy A, Cicognola C, et al. Propagation of tau pathology：integrating insights from postmortem and in vivo studies[J]. Biol Psychiatry, 2020, 87（9）：808-818.

[29] O'Day D H, Eshak K, Myre M A. Calmodulin binding proteins and Alzheimer's disease[J]. J Alzheimers Dis, 2015, 46（3）：553-569.

[30] Majounie E, Cross W, Newsway V, et al. Variation in tau isoform expression in different brain regions and disease states[J]. Neurobiol Aging, 2013, 34（7）：1922-1927.

第 7 章

泛素–蛋白酶体途径与 tau 蛋白

7.1 CHIP 在泛素–蛋白酶体途径中的作用

蛋白稳态依赖于蛋白质折叠和降解之间的平衡，细胞内异常蛋白质的清除需要分子伴侣和泛素-蛋白酶体系统（ubiquitin-proteasome system，UPS）的参与[1]。分子伴侣如 Hsp70 和 Hsp90，是胞内重要的伴侣分子，通过 ATP 依赖性反应周期在蛋白质折叠和构象稳定性过程中发挥重要作用。分子伴侣参与泛素介导的蛋白酶体降解。热休克蛋白 70 羧基末端相互作用蛋白（carboxyl terminus of Hsp70-interacting protein，CHIP）是分子量为 35kDa 的蛋白分子，最初在筛选编码 TPR（tetratrico peptide repeat）序列的 cDNA 文库时发现，其结构特征是具有氨基端的 TPR 结构域以及羧基端的 U-box 结构域[2]。CHIP 通过 TPR 结构域与分子伴侣 Hsp70 和 Hsp90 结合，作为共伴侣完成分子伴侣介导的蛋白折叠和稳定性调控；而 U-box 结构域在功能上作为 E3 泛素连接酶发挥作用，能够介导异常蛋白被分子伴侣识别，并被蛋白酶体降解。这种独特的结构域结合使得 CHIP 作为一种蛋白质量控制泛素连接酶，是分子伴侣复合物和泛素-蛋白酶体系统两者间的一种连接，在蛋白质量控制过程中发挥重要功能[3]。本节就 CHIP 的特征以及作为共伴侣在 UPS 中的作用进行介绍。

7.1.1 分子伴侣和泛素–蛋白酶体系统

分子伴侣参与一系列底物蛋白的构象调节和折叠。分子伴侣在生理条件下可以维持蛋白质稳态，以及在压力等因素影响的情况下阻止或者逆转细胞内蛋白聚集[4]。许多分子伴侣都属于热休克蛋白家族（heat shock proteins，HSP）的成员，特别是 Hsp70 和 Hsp90，是参与蛋白质折叠周期多阶段的 ATP 依赖性分子伴侣。分子伴侣复合物的活性同样也依赖与一些蛋白辅因子之间的相互作用，这些蛋白辅因子是一种缺乏内在伴侣活性，但功能上可以调控已知分子伴侣活性的蛋白共伴侣[5]。共伴侣通过不同的机制在分子伴侣介导的折叠周期每个阶段发挥作用，包括ATP 酶活性的调节、直接蛋白-蛋白相互作用和翻译后修饰[6]。Hsp70-Hsp40 分子伴侣复合物是细胞中的主要折叠酶复合体之一，参与新合成蛋白及压力相关的蛋白质折叠。Hsp40 共伴侣将下游蛋白传递给 Hsp70，并通过刺激 Hsp70 的 ATP 酶活性来调节 Hsp70 与这些蛋白的亲合性。Hsp70 ATP 酶的刺激使其转换成高亲和力底物结合的形式，并导致下游蛋白的结合，同时阻止蛋白错误折叠或聚集。

一旦分子伴侣介导的蛋白折叠机制发生错误，细胞内的异常蛋白将通过泛素-蛋白酶体通路（ubiquitin-proteasome pathway，UPP）进行降解。分子伴侣也参与UPP[7]。分子伴侣的这种作用与其促进蛋白质折叠的作用是对立而互补的，这与蛋白动态平衡的调节作用是一致的。分子伴侣能够识别并捕获错误折叠蛋白质底物，并定向转运给蛋白酶体进行降解。因此，在分子伴侣和蛋白酶体通路间存在一种中间分子，将分子伴侣蛋白和蛋白酶体通路两种体系有效结合在一起。最近的证据表明，共伴侣 C 末端 Hsp/Hsc70 相互作用蛋白（CHIP）同时含有 TPR 和 U-box 结构域的特征，恰恰符合这种中间分子的特性，可以完成蛋白质是否进入有效折叠或降解途径的识别并调节部分分子伴侣如 Hsp70 和 Hsp90 的功能。

7.1.2 CHIP 的结构功能

CHIP 首先在筛选编码三十四肽重复（TPR）基序的 cDNA 片段的文库中被确定[8]。CHIP 分子量为 35kDa，主要包含 2 个关键功能结构域：一个位于氨基端的TPR 结构域，属于蛋白-蛋白相互作用基序，包含保守的 34-氨基酸序列。特别是一些热休克蛋白相互作用伴侣（包括 Hip、Hop 和亲环蛋白）通过 TPR 结构域与 Hsp70结合，在细胞中发挥不同的功能。另一个位于羧基端的 U-box 结构域，其主要负责与降解底物结合，从而发挥其泛素连接酶（ubiquitin ligases，E3）功能，通过 UPS介导蛋白质的降解[8, 9]。U-box 结构域类似环指结构域，但它们缺乏金属螯合剂残基，是通过分子内相互作用而构建[10]。环指结构域和 U-box 结构域之间预测的结构相似性表明，U-box 结构域，像环指结构域一样，可能在靶向蛋白质泛素化和随后的蛋白酶体依赖性降解过程中发挥作用。在 CHIP 分离的 TPR 和 U-box 结构域是一个富有带电残基的中心结构域，并且含有 2 个可能的核定位信号。CHIP 跨物种间氨基酸序列的比较表明，人类 CHIP 98% 的氨基酸与小鼠相似，60% 与果蝇相似。引人注目的是，羧基末端的 U-box 结构域包含最高度保守的 94 个残基，在这些物种间存在 87% 的同源性。正是因为 CHIP 的这种特殊的结构功能，使其在蛋白质折叠修复和泛素化降解之间起重要的平衡作用，在蛋白质质量控制中有着显著地位。

7.1.3 CHIP 在泛素蛋白酶体降解中的角色

真核细胞中大多数细胞蛋白经泛素化后通过 26S 蛋白酶体被靶向降解。蛋白酶体是一种 ATP 依赖性的蛋白酶，是底物降解的信号[11]。底物蛋白的泛素化反应是通过一个级联反应系统催化的。该系统包括泛素活化酶（ubiquitin-activating enzyme，E1）、泛素结合酶（ubiquitin-conjugating enzymes，E2）、泛素-蛋白连接酶（ubiquitin-protein ligases，E3）。在这些泛素酶中，一般情况下，E3 被认为是一种具有多样性的分子，在底物的选择性降解中发挥作用[12]。目前，泛素-蛋白酶体系统在催化错误折叠或受损细胞蛋白的直接降解以保持蛋白质稳态过程中起关键作用。但是什么情况下认为蛋白"异常"？"异常蛋白"具有暴露的疏水区域，可以被分子伴侣如 Hsp70 和 Hsp90 识别。分子伴侣可以阻止蛋白不可逆聚集，并协助其转换为正确折叠和功能状态。但是当分子伴侣无法对这些异常蛋白进行再折叠复性时，UPS 将对其进行降解。那么，UPS 如何识别这些非功能性异常蛋白？一般，底物蛋白被 E3 特异性识别，传递给蛋白酶体降解。因此，分子伴侣和蛋白酶体之间存在一种 E3 蛋白作为中间连接。

CHIP 独特的结构域使其既能通过 TPR 结构域与分子伴侣 Hsp70 和 Hsp90 相结合，又能通过 U-box 结构域作为 E3 发挥功能，有效连接分子伴侣和蛋白酶体，通过分子伴侣的底物泛素化促进降解。体外研究发现，在 CHIP、E1、E2 和泛素同时存在的情况下加入一种底物，底物泛素化反应可以被构建。相关研究也表明，CHIP 并不是单独介导底物蛋白的降解，需要与分子伴侣的协作，选择性泛素化未折叠蛋白使其降解。CHIP 的 E3 活性取决于与一种 E2 特异性家族——UBC4/UBC5 家族的功能和物理性交互作用，在人类中这个家族包括 UBCH5a、UBCH5b 和 UBCH5c[13, 14]。通过它们之间的相互作用，可以促进底物识别和泛素转化。因此，CHIP 可以被认为是一种共伴侣，除了抑制分子伴侣活性，还能将分子伴侣复合体转化成分子伴侣依赖性的 E3。

尽管底物的多泛素化是蛋白酶体依赖性降解的典型信号，但仍然有这样的问题：底物如何输送到蛋白酶体。一些证据表明，CHIP 参与底物到蛋白酶体的传递：①在酵母双杂交和 GST Pulldown 实验中 CHIP 与 S5a 蛋白酶体亚基相互作用；②蛋白酶体的 HC8 粒子在体内 CHIP 免疫共沉淀反应中被检测；③CHIP 和蛋白酶体共定位于加了蛋白酶体抑制剂的细胞内。这些数据进一步说明 CHIP 是细胞折叠机制和降解机制之间的分子连接，并表明 CHIP 可能也参与泛素化蛋白质转运到蛋白酶体进行降解。

7.1.4 CHIP 与阿尔茨海默病

尽管 CHIP 在蛋白质的质量控制中发挥重要作用，但其表达水平在各种小鼠组织中不同。CHIP 的 mRNA 水平在骨骼肌、心脏、胰腺和脑中比较高。但是 CHIP 蛋白却在脑中高度表达。因为神经元不能再生，脑中蛋白质的质量控制系统比其他组织中更为重要。事实上，许多神经退行性疾病的发生是由于蛋白质量控制系统错误或故障导致的。

神经退行性疾病都有一种共同的特点，即非正常蛋白的聚集，如阿尔茨海默病中聚集的异常磷酸化 tau 蛋白。正常 tau 蛋白的细胞学功能是与微管蛋白结合促进其聚合组装形成微管，调节微管动态稳定性，降低微管蛋白分子的解离，并诱导微管聚集成束，因此 tau 蛋白在维持神经元的完整性和轴突运输方面起着重要的作用。tau 蛋白是一种含有磷酸基团的蛋白，正常成熟脑中 tau 蛋白分子含 2～3 个磷酸基，而老年痴呆症患者脑的 tau 蛋白则变得高度磷酸化，每分子 tau 蛋白所含磷酸基团是正常的 3~4 倍，高度磷酸化的 tau 蛋白降低了与微管的亲和力，与微管的结合减少，降低微管结构稳定性，因此从轴突的微管上脱离，导致 tau 蛋白在神经元内大量聚集，并丧失正常生物功能。磷酸化的 tau 首先在 Hsp70 或 Hsp90 等一些分子伴侣的协助下重组，再生成正常的 tau 蛋白。但是过量的不能被再次折叠的 tau 蛋白便会被泛素化降解。近来，CHIP 被确定是 tau 蛋白的 E3，可以直接结合并泛素化 tau 蛋白，介导 tau 蛋白聚集体的降解。而且在老年痴呆病人脑和表达 P301L 突变的 tau 转基因小鼠中也发现，积累的 tau 蛋白与 CHIP 负相关。Hsp70 也能与 tau 蛋白相结合，降低 tau 蛋白的稳定水平，选择性减少不溶性和过度异常磷酸化 tau 蛋白的种类。综上提示，Hsp70/CHIP 伴侣系统在 tau 蛋白生物学功能以及 tau 蛋白病理学发病机制过程中发挥至关重要的作用。探索 CHIP 在机体细胞水平的生理和病理过程中发挥的功能，可为了解神经退行性疾病提供线索。

7.1.5 展望

CHIP 作为一种 E3，是分子伴侣系统和泛素蛋白酶体系统间的连接，由于其特殊的结构功能，以分子伴侣协助方式泛素化以及促进未折叠和错误折叠蛋白质的降解。然而，关于 CHIP 仍存在未解决的问题，例如，CHIP 如何将折叠机制转换为降解机制？是否需要其他因子的激发？因此，需要进行大量更加深入的研究来进一步阐述及了解 CHIP 的具体作用机制及其功能。随着我们对分子伴侣和共伴侣的生化特性的理解逐渐提升，它们参与蛋白质体内平衡及促进、保护细胞健康的途径，这些机制将提供目前潜在的防止或改善疾病状态的干预依据。

7.2 泛素-蛋白酶体途径与 tau 蛋白降解

UPP 是一种细胞质和核内蛋白依赖 ATP 的非溶酶体降解途径，高度选择性地降解细胞内蛋白质，在降解细胞内异常的蛋白质方面发挥重要作用。微管相关 tau 蛋白的过度磷酸化沉积形成的 NFTs 是 AD 等 tau 病变的病理学特征之一。研究表明，CHIP 作为 tau 蛋白的特异性 E3 泛素连接酶，可以直接结合并泛素化 tau 蛋白，通过蛋白酶体来降解 tau 蛋白聚集体。本节就 CHIP 介导的泛素-蛋白酶体途径与 tau 蛋白降解进行综述。

7.2.1 tau 蛋白及其磷酸化

7.2.1.1 tau 蛋白简介

tau 蛋白由位于 17 号染色体上的微管相关蛋白 tau（microtubule-associated protein tau，MAPT）基因编码，是脑中主要的微管相关蛋白，主要位于神经元轴突中，在稳定微管网络方面起重要的作用。tau 蛋白通过其 C 末端 3 或 4 个微管结合结构域（microtubule-binding domain，MBD）与微管结合并稳定微管。在胚胎时期，脑内仅表达 tau 蛋白的最小 3R/0N 亚型（352 个残基），由于 MAPT 基因中的选择性剪接，在成人脑中存在六种 tau 蛋白亚型（图 7-1）。这些具有三个或四个重复结构域的亚型是 C 末端保守微管蛋白的结合结构域，并且具有四个重复结构域的亚型

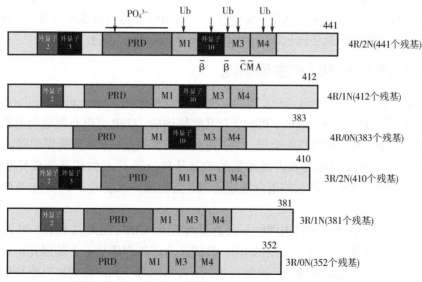

图 7-1　成人脑中 tau 蛋白 6 种不同的亚型及外显子剪接方式

比具有三个结构域的具有更高的稳定能力。tau 蛋白是一种天然未折叠的蛋白质，具有高亲水性、热稳定性和酸稳定性[15, 16]。tau 蛋白在生理条件下缺乏稳定的二级结构，但能够在与靶蛋白结合后折叠。这种特征似乎在 PHF 的形成中很重要，即无序的 tau 蛋白自身组装成为不溶性、错位的聚集体[17]。Alonso 等人也观察到 tau 蛋白的过度磷酸化可诱导 tau 蛋白自身组装成 PHF 样结构。tau 蛋白可以发生多种翻译后修饰，包括磷酸化、糖基化、氧化以及乙酰化，从而影响其稳定性和病理改变。微管结合重复区的磷酸化和突变损害了 tau 蛋白对微管的亲和力，从而引起 tau 蛋白的纤维化。在胚胎形成过程中，tau 蛋白磷酸化的程度降低，这可能与早期发育过程中增加神经元可塑性有关。

7.2.1.2 tau 蛋白磷酸化

tau 蛋白含有大量的磷酸化位点，尤其是在其微管结合重复区和脯氨酸富集区[18]。GSK-3β和 CDK-5 是由丝氨酸-脯氨酸或苏氨酸-脯氨酸序列介导的 tau 蛋白激酶，并且是公知的与 AD 患者中的神经原纤维病理学有关的酶[19, 20]。非脯氨酸介导的激酶，如 CaMK-II、MARK、PKA、PKC、SGK 和 p70S6，磷酸化 tau 蛋白上的其他位点。蛋白磷酸酶的抑制也可引发 tau 蛋白的过度磷酸化。通常，在神经原纤维病理改变中，tau 蛋白不同位点的磷酸化调节不同的功能：①削弱 tau 蛋白与微管的结合；②阻碍细胞内运输；③蛋白酶水解成不同的 tau 蛋白片段；④促进 tau 蛋白自身组装成 PHFs 并聚集为缠结。

在 AD 患者中经常可以观察到细胞内总 tau 蛋白和磷酸化 tau 蛋白异常增多。异常磷酸化的 tau 蛋白导致 tau 聚集，进而形成 PHF，最终导致 NFTs 形成，上述过程和 AD 的发病机制有密切联系。脑脊液（CSF）中 tau 蛋白的水平与 NFTs 的形成直接相关并且被用作脑中阿尔茨海默病病理变化的生物标志物。

7.2.2 UPP 的组成和生理功能

UPP，由泛素（ubiquitin, Ub）、E1、E2、E3、去泛素化酶（deubiquitinating enzyme, DUB）、蛋白酶体（proteasome, PSM）及其底物构成。UPP 可以有效地调节细胞内蛋白水平，降解胞质和胞核内受损、错误折叠和突变的蛋白，从而确保细胞内蛋白的质量。UPP 的底物通过其内部赖氨酸的氨基和泛素 C 端的羧基形成异肽键与泛素共价结合。多聚泛素化的蛋白质通过 26S 蛋白酶体水解成 3~24 个氨基酸的小肽[21-23]。

在哺乳动物中，Ub 蛋白由四种不同的基因编码：UBB，UBC，UBA52 和 UBA80（图 7-2）。由于细胞内含有大量的 Ub，最初认为该蛋白质是多个基因冗余表达的结果。然而，各种转录和翻译后机制表明，所有基因都受到严格调控以维持细胞内足够的游离 Ub。

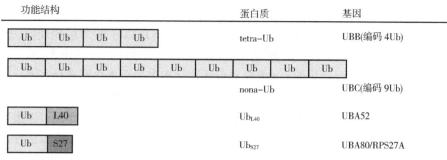

图 7-2　人体中四种编码泛素的基因

泛素化过程涉及 E1、E2 和 E3 酶的复杂酶促级联反应[24]。E1 在泛素 C 端与 E1 中的半胱氨酸残基之间形成高能硫酯键，两种 E1 酶 UBA1 和 UBA6 在 UPS 中启动 Ub 结合[25]。E1 酶是神经元中游离 Ub 水平的关键调节剂。E2 泛素结合酶将活化的 Ub 转移至 E3-底物复合物。人类基因组编码的 E2 酶大约有 40 种。E2s 是目标底物与多聚泛素化链特异性连接以及多聚泛素化链长度的主要决定因素。但 E2s 通过 E3s 将 Ub 转移到底物的具体机制还不是很清楚。

在人类基因组中编码有约 600 个 E3 Ub 连接酶。目前发现的 E3 连接酶的数量和特异性表明，E3 通过识别其靶底物的具体机制来确定 UPP 的底物选择性。然而，E3 酶在 AD 患者中的生理作用仍然知之甚少。几种 E3 泛素连接酶，如 CHIP、Parkin、RNF182，可能在 AD 和其他神经退行性疾病中发挥作用。原则上，E3 的抑制作为潜在的治疗策略具有内在的限制，因为 UPP 介导的毒性蛋白的清除被认为对神经元是有益的。而且，大多数 E3-底物相互作用太弱并涉及多种不同的相互作用，限制了特定小分子抑制剂的发展。

去泛素化酶（DUBs）是将 Ub 从泛素链或底物中去除的蛋白酶[26]。因此，DUB 通常减弱 Ub 信号的输出。目前关于 DUB-底物的特异性、分子机制以及调节过程还不清楚。有研究表明，泛素 C 端水解酶 L1（UCH-L1）的突变在包括 AD 在内的各种神经退行性疾病中发挥作用，尽管此基因突变在帕金森病中的因果关系现在被认为是可疑的。DUB 在神经退行性病变中的重要性很大程度上还有待确定。

蛋白酶体是一个由至少 33 个不同亚基组成的，分子量约 2.5MDa 的全酶复合物[27]。在结构和功能上，蛋白酶体包含 28-亚基核心颗粒（CP，也称为 20S 颗粒）和 19-亚基调节颗粒（RP，也称为 19S 颗粒）。CP 内部有六个具有蛋白水解酶活性的位点（包括两种胰蛋白酶样、两种胰凝乳蛋白酶样和两种半胱氨酸蛋白酶样特异性位点）。目前广泛使用的蛋白酶体抑制剂包括 MG132 在阻断胰凝乳蛋白酶样活性方面是最有效的。

7.2.3 CHIP 参与的 UPP 与 tau 蛋白的降解

最近的研究表明,UPP 的功能障碍与 AD 中的 tau 蛋白降解/聚集和神经变性密切相关。tau 蛋白和 UPP 之间病理学联系的最初线索源于 Ub 在 PHF 和 NFT 中的频繁共定位和聚集。泛素化的 tau 蛋白以单泛素化和多聚泛素化形式存在[28]。最初的研究发现,PHF 中多聚泛素化的 tau 蛋白主要以 UPP 经典的降解方式——Lys48 连接的形式存在。这充分表明 UPP 介导的 tau 蛋白清除对 AD 的作用。许多研究报道蛋白酶体的活性在人类 AD 患者脑中显著受损,这可能与蛋白酶体活性的年龄依赖性下降和包含体形成增加有关。总而言之,UPP 是负责清除可溶性 tau 蛋白的主要系统。

UPP 介导 tau 蛋白降解的进一步证据来自于鉴定 tau E3 连接酶。2004 年,几个研究小组证明了在 Hsc70/Hsp70 复合物中的 CHIP 蛋白可以使 tau 蛋白多泛素化。有研究表明,CHIP 是 tau 蛋白特异性的 E3。

CHIP 由 303 个氨基酸组成,分子量约为 35kDa。在 CHIP 结构中含有两个关键结构域,即 N 末端的 3 个 TPR 结构域和 C 末端的 1 个高度保守的 U-Box 结构域。TPR 由 34 个氨基酸残基构成,介导蛋白与蛋白之间的相互作用,特别是一些热休克蛋白家族中的共分子伴侣(如 Hip、Hop 和亲环蛋白)通过 TPR 结构域与 Hsp70 结合,在细胞中发挥分子伴侣功能。U-box 结构域主要负责与降解底物结合,从而发挥其 E3 功能。CHIP 与 tau 的微管结合重复区相关联,并且优先泛素化含有四个重复区的 tau[29]。有研究表明,在体外人类 H4 神经胶质瘤细胞中,上调 CHIP 活性可以促进 UPP 对 tau 蛋白的降解,减轻 tau 蛋白损害。CHIP 表达的上调可以减弱 tau 蛋白聚集。小鼠中的 CHIP 缺陷诱导蛋白酶体活性下降并增加受损蛋白质的水平,并以此方式加速细胞衰老。在 AD 患者脑中,CHIP 表达的程度与聚集的 tau 蛋白的水平成反比。Oddo 等人在转基因 AD 小鼠中证明,淀粉样蛋白-β 的积累可以降低 CHIP 的表达,同时,tau 蛋白水平增加。但是,恢复 CHIP 的表达可以使 tau 蛋白恢复到正常水平。CHIP 还能够与 β-APP 相互作用,并且在某些情况下,可以加速淀粉样蛋白 β 的降解并保护细胞免受毒性。Kumar 等人也观察到 CHIP、Hsp70 和 Hsp90 的作用是合作调节 APP 代谢。以上所有实验都强调了 CHIP 和伴侣蛋白在 AD 病理中的关键作用。

Dickey 等人证明 CHIP 蛋白与 Hsp90 伴侣蛋白复合物协同作用在去除磷酸化 tau 蛋白中起关键作用。抑制 Hsp90 可以明显降低磷酸化 tau 蛋白的水平,这表明折叠/重折叠途径的阻断促进了磷酸化 tau 蛋白的降解。有趣的是,Hsp90 抑制剂选择性地降低了在脯氨酸介导的丝氨酸/苏氨酸位点磷酸化的 tau 蛋白水平。这些位点是由 GSK-3b 和 Cdk5 蛋白激酶磷酸化并由 Pin1 和 PP5 磷酸酯酶去磷酸化的位点。几项研究均支持这样的假想,最初 Hsp40、Hsc70/Hsp70 和 Hsp90 与突变或特异位点磷酸化的 tau 蛋白形成复合物并随后招募蛋白质磷酸酶（如 PP5）促进其去磷酸化和重新折叠。然而，如果上述过程被破坏，复合物将与 CHIP 结合，使 tau 蛋白发生多聚泛素化并引发蛋白酶体降解。Dickey 等人观察到 CHIP 并不识别在正常丝氨酸中磷酸化的 tau 蛋白，仅结合突变蛋白和在脯氨酸介导的丝氨酸/苏氨酸位点磷酸化的 tau 蛋白。

7.2.4 展望

综上所述，CHIP 介导的 UPS 在 tau 蛋白的降解中起着重要的作用。CHIP 是 tau 蛋白的 E3，在细胞中，CHIP 可以调控 tau 蛋白的泛素化和降解[25]。体外研究表明，正常 tau 蛋白是通过 20S 蛋白酶体被降解，因此可以说明，tau 蛋白"天生不折叠"[30]。我们还发现，过度磷酸化的 tau 蛋白可以通过体外 20S 蛋白酶体与正常 tau 蛋白一样有效降解。CHIP 和 tau 蛋白之间有相互作用，CHIP 能够将 tau 蛋白泛素化并降解。研究有关泛素-蛋白酶体通路与 tau 蛋白的降解，不仅能帮助进一步认识 AD 的发病机制，同时也能为 AD 的早期预防寻找新的标志物以及为治疗 AD 提供新的思路和靶点。

参考文献

[1] Edkins A L. CHIP: a co-chaperone for degradation by the proteasome[J]. Subcell Biochem, 2015, 78: 219-242.

[2] 王生余, 作易欣, 于晓妩. 新型 E3 连接酶 CHIP 分子功能的研究[C].北京: 中国生物化学与分子生物学会临床应用生物化学与分子生物学分会成立大会暨第一届临床应用生物化学与分子生物学学术大会, 2005.

[3] McDonough H, Patterson C. CHIP: a link between the chaperone and proteasome systems[J]. Cell Stress Chaperones, 2003, 8（4）: 303-308.

[4] Agashe V R, Hartl F U. Roles of molecular chaperones in cytoplasmic protein folding[J]. Semin Cell Dev Biol, 2000, 11（1）: 15-25.

[5] Caplan A J. What is a co-chaperone?[J]. Cell Stress Chaperones, 2003, 8（2）: 105-107.

[6] Li J, Soroka J, Buchner J. The Hsp90 chaperone machinery: conformational dynamics and regulation by co-chaperones[J]. Biochim Biophys Acta, 2012, 1823（3）: 624-635.

[7] Kriegenburg F, Ellgaard L, Hartmann-Petersen R. Molecular chaperones in targeting misfolded proteins for ubiquitin-dependent degradation[J]. Febs Journal, 2012, 279（4）: 532-542.

[8] Ballinger C A, Connell P, Wu Y, et al. Identification of CHIP, a novel tetratricopeptide repeat-containing protein that interacts with heat shock proteins and negatively regulates chaperone functions[J]. Mol Cell Biol, 1999, 19（6）: 4535-4545.

[9] 张志清, 钱令嘉. 协同伴侣分子 CHIP 的 E3 连接酶活性及其生物学意义[J]. 中国细胞生物学学报, 2008（4）: 435-

439.

[10] Aravind L, Koonin E V. The U box is a modified RING finger - a common domain in ubiquitination[J]. Curr Biol, 2000, 10（4）：R132-R134.

[11] Glickman M H, Ciechanover A. The ubiquitin-proteasome proteolytic pathway： destruction for the sake of construction[J]. Physiol Rev, 2002, 82（2）：373-428.

[12] Bercovich B, Stancovski I, Mayer A, et al. Ubiquitin-dependent degradation of certain protein substrates in vitro requires the molecular chaperone Hsc70[J]. J Biol Chem, 1997, 272（14）：9002-9010.

[13] Jiang J, Ballinger C A, Wu Y, et al. CHIP is a U-box-dependent E3 ubiquitin ligase： identification of Hsc70 as a target for ubiquitylation[J]. J Biol Chem, 2001, 276（46）：42938-42944.

[14] Murata S, Minami Y, Minami M, et al. CHIP is a chaperone-dependent E3 ligase that ubiquitylates unfolded protein[J]. EMBO Rep, 2001, 2（12）：1133-1138.

[15] Uversky V N, Oldfield C J, Dunker A K. Intrinsically disordered proteins in human diseases： introducing the D2 concept[J]. Annu Rev Biophys, 2008, 37：215-246.

[16] Skrabana R, Sevcik J, Novak M. Intrinsically disordered proteins in the neurodegenerative processes： formation of tau protein paired helical filaments and their analysis[J]. Cell Mol Neurobiol, 2006, 26（7-8）：1085-1097.

[17] Kovacech B, Skrabana R, Novak M. Transition of tau protein from disordered to misordered in Alzheimer's disease[J]. Neurodegener Dis, 2010, 7（1-3）：24-27.

[18] Gendron T F, Petrucelli L. The role of tau in neurodegeneration[J]. Mol Neurodegener, 2009, 4：13.

[19] Takashima A. GSK-3 is essential in the pathogenesis of Alzheimer's disease[J]. J Alzheimers Dis, 2006, 9（3 Suppl）：309-317.

[20] Cruz J C, Tsai L H. Cdk5 deregulation in the pathogenesis of Alzheimer's disease[J]. Trends Mol Med, 2004, 10（9）：452-458.

[21] Pickart C M, Cohen R E. Proteasomes and their kin： proteases in the machine age[J]. Nat Rev Mol Cell Biol, 2004, 5（3）：177-187.

[22] Kisselev A F, Akopian T N, Castillo V, et al. Proteasome active sites allosterically regulate each other, suggesting a cyclical bite-chew mechanism for protein breakdown[J]. Mol Cell, 1999, 4（3）：395-402.

[23] Nussbaum A K, Dick T P, Keilholz W, et al. Cleavage motifs of the yeast 20S proteasome beta subunits deduced from digests of enolase 1[J]. Proc Natl Acad Sci USA, 1998, 95（21）：12504-12509.

[24] Pickart C M. Mechanisms underlying ubiquitination[J]. Annu Rev Biochem, 2001, 70：503-533.

[25] Schulman B A, Harper J W. Ubiquitin-like protein activation by E1 enzymes： the apex for downstream signalling pathways[J]. Nat Rev Mol Cell Biol, 2009, 10（5）：319-331.

[26] Nijman S M, Luna-Vargas M P, Velds A, et al. A genomic and functional inventory of deubiquitinating enzymes[J]. Cell, 2005, 123（5）：773-786.

[27] Finley D. Recognition and processing of ubiquitin-protein conjugates by the proteasome[J]. Annu Rev Biochem, 2009, 78：477-513.

[28] Morishima-Kawashima M, Hasegawa M, Takio K, et al. Ubiquitin is conjugated with amino-terminally processed tau in paired helical filaments[J]. Neuron, 1993, 10（6）：1151-1160.

[29] Hatakeyama S, Matsumoto M, Kamura T, et al. U-box protein carboxyl terminus of Hsc70-interacting protein（CHIP）mediates　poly-ubiquitylation preferentially on four-repeat Tau and is involved in neurodegeneration of tauopathy[J]. J Neurochem, 2004, 91（2）：299-307.

[30] Ye Y, Rape M. Building ubiquitin chains：E2 enzymes at work[J]. Nat Rev Mol Cell Biol, 2009, 10（11）：755-764.

第 8 章

铝作业工人 tau 蛋白表达

8.1 退休铝电解工人 tau 蛋白表达

职业流行病学调查资料显示职业铝接触工人会出现明显的认知功能的损害[1]。Meyer 等人根据目前的文献进行 Meta 分析，结果显示职业铝接触对神经系统损害存在剂量反应关系，尤以认知功能损害为重[2]。而记忆障碍是 MCI 最基本和最主要的特征。

MCI 是介于正常衰老和痴呆之间的一种认知缺损状态。MCI 是进行预防性干预的最佳阶段，如果能够早期发现和监护，并在此阶段进行干预，可以延缓 MCI 发展为 AD 的可能，对 AD 的预防有重要意义。因此对 MCI 的早期生物标志物的监测就尤其重要。磷酸化 tau 蛋白不仅是 MCI 诊断的生物标志物，而且可以监测疾病的进展，预测 MCI 进展为 AD[3]。

tau 蛋白是一种微管相关蛋白，定位于 17 号染色体，存在于神经元轴突。正常成人每摩尔 tau 蛋白中含磷量为 2~3mol。AD 患者每摩尔 tau 蛋白中含磷量是正常 tau 蛋白含磷的 4~8 倍。有研究显示，tau 蛋白异常磷酸化发生在认知功能障碍之前，即发生在 MCI 病变之前，说明 tau 蛋白磷酸化可作为 MCI 诊断的早期生物标志物[4]。通过质谱分离技术和免疫印迹，发现 tau 蛋白至少存在 21 个异常磷酸化位点，其中 P-tau181、P-tau 231、P-tau 262、P-tau 396 这几个磷酸位点与 MCI 的诊断、进展、转归有重要关联[5-7]。有研究显示，tau 蛋白磷酸化位点不同，空间构象不同，所引起的损害类型也不同[8]。铝在动物实验和细胞培养中都发现其可导致 tau 蛋白异常磷酸化和聚集。由此推测铝可能引起特定的 tau 蛋白磷酸化位点发生异常磷酸化，从而导致 MCI 的发生。

本研究拟采用职业人群流行病学测定电解铝退休工人淋巴细胞中 P-tau181、P-tau 231、P-tau 262、P-tau 396 的表达程度，观察铝对退休工人 tau 蛋白及磷酸 tau 蛋白表达的影响。

8.1.1 对象与方法

8.1.1.1　对象

研究对象见 3.1.1.2 节。

8.1.1.2　研究方法

（1）淋巴细胞的提取及蛋白质浓度的测定

用预冷的 PBS（pH=7.2）等倍稀释 3mL 抗凝血后，轻轻缓慢倒入盛有等体积淋巴细胞分离液的另一试管中，以 1500r/min 的转速离心 20min，分为清晰的三层；吸取中间的白色绒毛状的单个核细胞移入另一试管中，加入约 2~3 倍体积的红细胞裂解液，混匀静置裂解 10min，以 1000r/min 的转速离心 5min，弃上清液，将其转入 1.5mL 离心管中，用 1mL PBS 冲洗试管，冲洗液全部转入离心管中。以 3000r/min 的转速离心 10min，弃上清液，用小卫生纸条将水珠吸干，沉淀即为淋巴细胞。

（2）蛋白质浓度测定

用 BCA 试剂盒测定蛋白质浓度，具体操作按说明书进行。加入蛋白酶抑制剂（1mmol/L PMSF），加入 5×样品缓冲液，煮沸 10min，所得样品冷却到室温，于 4℃保存备用。

（3）蛋白印迹

① 配制 10% 的分离胶和 4.9% 的积层胶，根据浓度确定上样体积，每孔上样 25μg，以 80V 电压恒压跑胶，当蛋白质跑过积层胶时加压为 120V，恒压直至蛋白质跑至胶的底部；

② 将跑好的胶取下，用 400mA 电流作用 60min 转移蛋白质至 0.45μm PVDF 膜上；

③ 用封闭液室温封闭 120min；

④ 用 0.02mol/L PBST 洗膜 5min，除去膜上残留的封闭液；

⑤ 加入抗体稀释液稀释的一抗，4℃过夜（抗体稀释倍数见表 8-1）；

⑥ 用 0.02mol/L PBST 洗膜，15min×4 次；

⑦ 加入抗体稀释液稀释的二抗，于 37℃放置 1h；

⑧ 用 0.02mol/LPBST 洗膜，15min×4 次；

⑨ 用 ECL 进行化学发光，在使用前等量混合 A 液和 B 液，混合后尽快使用；

⑩ 在 X 射线胶片盒内铺一张面积大于膜的保鲜膜，使其折起来完全包裹杂交

膜，用胶带将其固定在暗盒内；

⑪ 用镊子取出膜，打在滤纸上沥干 PBST 洗液，但勿使膜完全干燥，将杂交膜贴在保鲜膜上，滴加发光液，折叠保鲜膜，去除气泡和褶皱；

⑫ 在黑暗中放入 X 射线胶片，分别曝光不同的时间，如数秒到数分钟，然后显影冲洗；

⑬ 用扫描仪扫描，采用捷达 801 系列凝胶电泳图像分析系统对 Western-blot 结果进行分析，然后计算待测蛋白与 GAPDH 光密度（IOD）的比值，比较各组间待测蛋白 IOD/IOD_{GAPDH} 的大小。

表 8-1　实验所用一抗的条件

一抗	克隆类型	来源	稀释比例
tau5	单克隆	Abcam	1∶1000
P-tau181	多克隆	Gene Tex	1∶1000
P-tau231	单克隆	Abcam	1∶1500
P-tau 262	多克隆	Gene Tex	1∶1000
P-tau 396	单克隆	Abcam	1∶5000
GADPH	单克隆	北京康为世纪	1∶3000

8.1.1.3　统计学分析方法

所有数据均用 $\bar{x} \pm s$ 表示，用 SPSS13.0 统计软件对数据进行统计学处理，采用析因设计方差方法进行分析。

8.1.2 结果

8.1.2.1　两组人群 tau5 和各磷酸化位点 tau 蛋白的表达结果

由析因设计方差分析结果可知，铝接触组与对照组 P-tau181、P-tau231 蛋白表达差异有统计学意义（$P<0.05$），且铝接触组高于对照组，而 tau5、P-tau262、P-tau396 蛋白表达差异无统计学意义（$P>0.05$）。MCI 患者与非 MCI 患者 tau5、P-tau181、P-tau231、P-tau396 蛋白表达差异有统计学意义（$P<0.05$），且 MCI 患者表达明显高于非 MCI，而 P-tau262 蛋白表达差异无统计学意义（$P>0.05$）。见图 8-1。

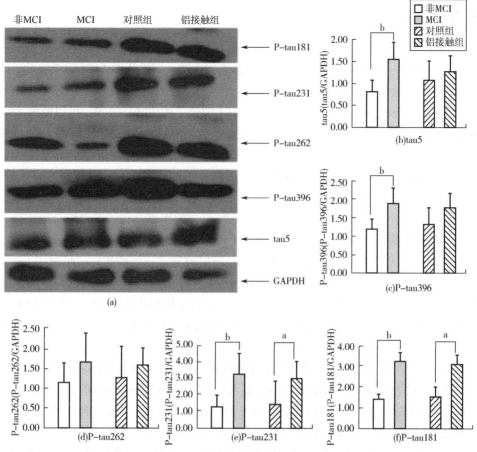

图 8-1　两组人群 tau5 和各磷酸化位点 tau 蛋白的表达

铝接触组与对照组相比，a 表示 $P<0.05$；MCI 与非 MCI 相比，b 表示 $P<0.05$

8.1.2.2　人群 MMES 得分、血铝水平与其 tau5、P-tau396、P-tau262、P-tau321、P-tau181 的相关性分析

表 8-2 结果显示，MMSE 得分与 tau5、P-tau396、P-tau231、P-tau181 有负相关（$P<0.05$），提示随着总体认知功能的降低，总 tau 和 P-tau396、P-tau231、P-tau181 表达增高。血铝水平与 P-tau231、P-tau181 有正相关（$P<0.05$），提示随着血铝水平的增高，P-tau231 和 P-tau181 表达增高。

表 8-2　人群 MMSE 得分、血铝水平和 tau 蛋白异常磷酸化位点表达的相关分析

指标	N	tau5	P-tau396	P-tau262	P-tau231	P-tau181
MMSE得分	136	-0.125^{*}	-0.232^{*}	-0.087	-0.487^{*}	-0.314^{*}
血铝	136	0.109	0.117	0.061	0.375^{*}	0.289^{*}

注：表中数据为相关系数，*表示有相关性，$P<0.05$。

8.1.3 讨论

MCI 早期生物标志物对于诊断 MCI 和监测 MCI 的进展有重要作用[9]。有研究显示，tau 蛋白异常磷酸化发生在认知功能障碍之前，即发生在 MCI 病变之前，说明 tau 蛋白磷酸化可作为 MCI 诊断的早期生物标志物[10, 11]。Mitchell 对 51 项研究进行 Meta 分析，结论是磷酸 tau 蛋白是 MCI 的合适的生物标志物，可以监测 MCI 的进展。对 MCI 不同转归者进行比较发现，脑脊液 tau 蛋白在发展为 AD 或呈进行性发展的 MCI 者中较稳定型 MCI 者明显升高[3]。因此磷酸化 tau 蛋白不仅是 MCI 诊断的生物标志物，而且可以监测疾病的进展，预测 MCI 转化为 AD 的进展[12, 13]。

tau 蛋白是 MAP 中含量最高的一种，主要存在于神经元的轴突，中枢神经系统的 tau 蛋白分子量主要是 45~60kDa。正常 tau 蛋白的作用是和管蛋白结合形成微管并维持微管的完整性和稳定性。tau 蛋白是一种磷酸化蛋白质，正常成人每摩尔 tau 蛋白中含磷量为 2~3mol。AD 患者脑的 tau 蛋白被异常高度磷酸化，每摩尔 tau 蛋白中含磷量是正常 tau 蛋白含磷量的 4~8 倍[14]。tau 蛋白的异常磷酸化是形成 NFT 的关键步骤，是 AD 神经元退行性变的基础。AD 患者脑中通常存在 3 种形式的 tau 蛋白：①细胞浆中正常的 tau 蛋白；②可溶性异常磷酸化的 tau 蛋白；③聚集成 PHF 的异常磷酸化 tau 蛋白。过度磷酸化 tau 蛋白聚集形成 PHF，进而形成 NFT。体外研究显示，异常过度磷酸化的 tau 蛋白聚集成 PHF 丧失了促进微管组装的生物活性，而且其还与微管蛋白竞争性地结合正常的 MAP，包括 tau、MAP1 和 MAP2 等，从而使微管解聚，微管系统的解聚影响了神经递质的合成、运输、释放和摄取，造成神经细胞间的通信障碍，进而造成神经元的变性，最终导致痴呆的发生。通过质谱分离技术和免疫印迹，发现 tau 蛋白至少存在 21 个异常磷酸化位点，tau 蛋白各个位点的磷酸化对 tau 蛋白生物学特性的影响不尽相同[15]。有研究显示 tau 蛋白磷酸化位点不同，空间构象不同，所引起的损害类型也不同。tau 蛋白特异的磷酸化位点与特异的损害存在某种联系。

大量的研究表明，铝可引起动物脑组织细胞坏死、神经原纤维变性及神经原纤维缠结等病变。临床研究表明，AD 病人大脑中铝主要沉积在 NFT 和老年斑（senile plaque，SP）中，使用可溶性铝盐，可在兔子体内诱导 NFT 的产生，其结构混乱，免疫细胞化学染色与在 AD 病人中观察到的近似。Al 可能参与 tau 蛋白异常表达和沉积在 NFTs 神经元内的过程。Al 被认为与 PHFs 的形成有关，说明 Al 可以引发 tau 蛋白异常磷酸化。既然铝可以引起 tau 蛋白异常磷酸化，那么在 21 个磷酸化位点中哪些位点与铝引起 MCI 的发生有关呢？由于获得脑脊液标本很困难，有人利用外周淋巴细胞测定 P-tau 蛋白，发现其表达可以反映脑脊液中的表达，并可以区分 MCI 和正常人群。这为人群研究以及长期监测提供了便利方法。

本次研究对研究人群采集静脉血然后提取淋巴细胞，并测定了 tau5、P-tau181、

P-tau231、P-tau262、P-tau396蛋白的表达，其中tau5是反映tau蛋白的总蛋白水平的，包括磷酸化总tau和非磷酸化总tau。Western-blot结果显示MCI患者的tau5、P-tau181、P-tau231、P-tau396蛋白表达结果均显示明显高于非MCI人群，铝接触组的P-tau181、P-tau231蛋白表达明显高于对照组，而tau262各组相比较差异均无统计学意义。

有报告指出，P-tau396位点的异常磷酸化能使tau蛋白失去结合管蛋白和稳定微管的功能[16]。有研究指出，位于前后一致重复区的位点P-tau262的异常磷酸化对蛋白功能的影响较其他位点强，P-tau262位点的异常磷酸化使tau蛋白不能与微管结合，导致微管解体和细胞骨架的破坏。有观察发现MCI患者的脑脊液中P-tau231升高对预测MCI发展为AD的准确性和特异性更高。也有研究显示MCI患者脑脊液中P-tau181磷酸化程度与认知功能的下降存在剂量反应关系，其可以很好地预测疾病的进展。还有研究发现，测定脑脊液中总tau蛋白、P-tau231、P-tau181有助于MCI的早期诊断，且对预测MCI患者是否发展为AD有一定价值。总之目前大量的实验结果显示P-tau181、P-tau231、P-tau262、P-tau396这几个磷酸位点跟MCI的诊断、进展、转归有重要关联。而本次人群调查结果与上述研究结果相符，也显示出总tau蛋白、P-tau396、P-tau231、P-tau181对MCI患者的诊断价值，同时进一步应用Pearson相关分析，MMSE总分与总tau蛋白、P-tau396、P-tau262、P-tau231、P-tau181相关性分析得出的结论与上述结果一致，提示MMSE得分越低，总tau蛋白、P-tau396、P-tau231、P-tau181蛋白的表达越高。MMSE的得分是筛选MCI患者的依据，其直接反映受试者的认知状态，结果进一步验证了总tau蛋白、P-tau396、P-tau231、P-tau181对MCI患者预测的重要性。此外，P-tau231、P-tau181在铝接触人群中的表达明显高于对照人群，而且与血铝的相关分析中也得出血铝水平越高，P-tau231、P-tau181蛋白表达越高，说明铝接触工人相对于对照人群是MCI发病的高危人群。人群研究结果说明P-tau231、P-tau181更适合监测铝作业人员认知功能的下降。

8.2 在岗铝电解工人tau蛋白表达

铝工业的迅猛发展伴随的是铝作业工人的健康损害。从20世纪80年代以后，随着分析科学技术以及神经毒理学的发展和进步，以及在临床上发现铝与早老性痴呆、透析性脑病和骨软化症等有关，铝对人体健康的潜在毒害作用日益引起人们关注。职业环境中铝以呼吸道进入人体为主，摄入的铝越多，人体内蓄积的铝就会越多，从而对人体健康造成各种不同程度的危害，包括神经系统、骨骼系统、造血系统、生殖系统等其他毒性。

近几十年来，人们对铝的毒性进行了广泛的研究，其中最引人关注的是铝的神经毒性。神经系统是铝作用的主要靶器官之一，而人体器官中最易受铝元素侵蚀的是大脑，铝可在脑组织中蓄积，使人记忆力下降、神志不清、行动不协调。长期铝接触可以引起认知功能的损害。而微管相关蛋白tau蛋白是监测铝致认知功能损害的重要生物标志物。tau蛋白为含磷酸基团的蛋白，正常成熟脑中tau蛋白分子含2~3个磷酸基，而老年痴呆症患者脑的tau蛋白则变得高度磷酸化，每分子tau蛋白所含磷酸基团是正常的3~4倍。当tau蛋白高度磷酸化后可异常聚集，降低与微管的亲和力，与微管的结合减少，降低微管结构稳定性，因此导致微管解聚，破坏正常的细胞骨架，引起神经退行性改变。因此，研究tau蛋白与铝致认知功能障碍的关系尤为重要。

本研究采用职业人群流行病学现况调查的方法，测定在岗电解铝作业工人淋巴细胞P-tau181及P-231的表达程度，探讨铝作业工人血铝浓度、认知功能与P-tau181及P-231的表达之间的联系。

8.2.1 对象与方法

8.2.1.1 研究对象

研究对象见3.1.1.2节。

8.2.1.2 实验方法

（1）血液分离处理

采集10mL空腹静脉血液，置入抗凝采血管，待其分层后，以3000r/min的转速离心5min，分装处理后冻存带回实验室进行分析。

（2）tau蛋白浓度测定

采用ELISA试剂盒按其要求进行操作测定P-tau181、P-tau231浓度。

8.2.1.3 统计学方法

利用Epidate3.0软件建立数据库并录入数据，应用SPSS17.0软件进行数据处理。多组计量资料比较用单因素方差分析，两两比较采用LSD或Dunnett检验；Pearson相关分析两正态变量的相关性；检验水准$\alpha=0.05$。

8.2.2 结果

8.2.2.1 不同血铝水平工人磷酸化tau蛋白水平比较

经方差分析，不同血铝水平工人P-tau181和P-tau231水平不相同，差异具有统计学意义（$P<0.05$）；两两比较显示，与低血铝组相比，高血铝组 P-tau181、P-tau231 水平明显增高（$P<0.05$）。见表 8-3。

表 8-3　不同血铝水平工人磷酸化 tau 蛋白水平比较（$\bar{x} \pm s$）

分组	例数（n）	P-tau181/（pg/mL）	P-tau231/（pg/mL）
低血铝组	104	33.76 ± 2.58	26.13 ± 3.87
中血铝组	210	35.60 ± 5.83	26.67 ± 2.49
高血铝组	104	38.60 ± 6.81*	28.59 ± 3.05*

注：*表示与低血铝组相比，$P<0.05$。

8.2.2.2　血铝水平与磷酸化 tau 蛋白相关性分析

血铝水平、磷酸化 tau 蛋白和认知功能三者存在不同程度的相关性。血铝水平与 P-tau181（$r=0.308$，$P<0.05$）、P-tau231（$r=0.380$，$P<0.01$）存在正相关，说明随着血铝水平的增高，P-tau181 和 P-tau231 水平增高；血铝水平与 MMSE 存在负相关（$r=-0.306$，$P<0.01$），与 FOM 存在负相关（$r=-0.243$，$P<0.05$），与 SRTT 存在正相关（$r=0.262$，$P<0.05$），说明随着血铝水平增高，MMSE、FOM 测试得分降低，平均反应时间增长；P-tau181 与 MMSE、DS、FOM 均存在负相关（r 分别为 -0.308、-0.285、-0.252，$P<0.05$），说明随着 P-tau181 表达的增加，MMSE、DS、FOM 测试得分降低；P-tau231 与 MMSE、DS 存在负相关（r 分别为 -0.326、-0.291，$P<0.05$），与 SRTT 存在正相关（$r=0.257$，$P<0.05$），说明随着 P-tau231 表达的增加，平均反应时间增长。见表 8-4。

表 8-4　血铝、磷酸化 tau 蛋白及认知功能相关分析

指标	P-tau181	P-tau231	MMSE	DS	FOM	SRTT
血铝	0.308*	0.380**	−0.306**	−0.145	−0.243*	0.262*
P-tau181	1	0.950**	−0.308*	−0.285*	−0.252*	0.211
P-tau231		1	−0.326*	−0.291*	−0.205	0.257*

注：**表示双侧检验 $P<0.01$；*表示双侧检验 $P<0.05$。

8.2.3 讨论

近几年，铝作为一种重要的职业有害因素，它对职业铝接触人群的健康影响越来越受到关注。其中铝对神经系统的作用受到学者们的深入研究。自 20 世纪 90 年代以来，国外逐渐有报道铝的神经毒性，研究发现职业性铝接触可以导致工人认知功能下降。

那么铝引起认知功能下降的可能机制是什么呢？铝的神经毒性可通过多种途

径被诱导，研究发现，铝能够选择性结合磷酸化 tau 蛋白，诱导过度磷酸化 tau 蛋白的聚集[17]。而聚集的异常磷酸化 tau 蛋白是老年痴呆的主要病理特征——神经原纤维缠结的主要成分。正常脑中 tau 蛋白的细胞功能是与微管蛋白相结合，促进其聚合组装形成微管，维持其动态稳定性，降低微管蛋白分子的解离。tau 蛋白早在1977 年被发现是一种含磷酸基蛋白。几年后，Lindwall 和 Cole 表明 tau 蛋白磷酸化对其促进微管装配的功能产生负调节[18]。明确异常聚集的磷酸化 tau 蛋白是神经原纤维缠结的主要成分后，tau 蛋白磷酸化逐渐受到国内外学者们的广泛研究。tau 蛋白异常过度磷酸化会丧失其正常的生物功能。通过对小鼠进行慢性氯化铝染毒，Western blot 法检测发现实验组小鼠脑组织中 tau 蛋白的磷酸化程度均高于对照组[19]；还通过 SH-SY5Y 细胞培养实验说明铝可导致 tau 蛋白异常磷酸化的发生[20]；2014年 Lu 等[21]对铝冶炼厂 66 名长期暴露于铝环境的电解车间退休工人进行研究，发现 P-tau231 和 P-tau181 的表达显著高于对照组，提示 P-tau181、P-tau231 的表达可监测铝致认知功能的下降水平，所以本次研究人群血浆磷酸化 tau 蛋白位点选择上述两个位点。更有研究显示轻度认知障碍患者脑脊液磷酸化 tau181 蛋白与对照组相比明显升高，并有助于轻度认知障碍的临床检测及预后参考[22]；神经退行性改变后期阶段高度磷酸化 tau 蛋白的增加与认知功能损害存在相关性[23]；还有研究显示磷酸化 tau 蛋白对轻度认知障碍的诊断价值，以及 MMSE 总分与磷酸化 tau 蛋白之间存在相关性，MMSE 得分越低，tau 蛋白磷酸化表达越高[24]。总之，越来越多的研究表明磷酸化 tau 蛋白与认知功能降低的关系，及其在轻度认知功能障碍病程中的指标意义。而本次研究结果显示，与低血铝组相比，高血铝组 P-tau181、P-tau231含量明显增高，差异具有统计学意义（$P<0.05$），提示高铝环境暴露可能导致职业人群 tau 蛋白磷酸化水平升高。同时相关分析结果显示，血铝水平与 P-tau181、P-tau231 均存在正相关，说明随着血铝水平的增高，P-tau181 和 P-tau231 水平增高；且 P-tau181 与 MMSE、DS、FOM 均存在负相关，说明随着 P-tau181 表达的增加，MMSE、DS、FOM 测试得分降低；P-tau231 与 MMSE、DS 存在负相关，与 SRTT存在正相关，说明随着 P-tau231 表达的增加，平均反应时间增长。以上表明职业铝接触工人血铝水平、磷酸化 tau 蛋白及认知功能改变三者有一定的相关性，随着血铝增高，认知功能下降，tau 蛋白磷酸化程度增高；而且 tau 蛋白磷酸化表达与工人的认知功能改变存在相关性，结果与上述文献一致，提示磷酸化 tau 蛋白在监测铝作业工人认知功能下降中的重要作用。

参考文献

[1] Giorgianni C, Faranda M, Brecciaroli R, et al. Cognitive disorders among welders exposed to aluminum[J]. G Ital Med

Lav Ergon, 2003, 25（Suppl 3）：102-103.

[2] Meyer-Baron M, Schäper M, Knapp G, et al. Occupational aluminum exposure：evidence in support of its neurobehavioral impact[J]. Neurotoxicology, 2007, 28（6）：1068-1078.

[3] Arai H, Ishiguro K, Ohno H, et al. CSF phosphorylated tau protein and mild cognitive impairment：a prospective study[J]. Exp Neurol, 2000, 166（1）：201-203.

[4] Brys M, Pirraglia E, Rich K, et al. Prediction and longitudinal study of CSF biomarkers in mild cognitive impairment[J]. Neurobiol Aging, 2009, 30（5）：682-690.

[5] Landau S M, Harvey D, Madison C M, et al. Comparing predictors of conversion and decline in mild cognitive impairment[J]. Neurology, 2010, 75（3）：230-238.

[6] Lanni C, Racchi M, Stanga S, et al. Unfolded p53 in blood as a predictive signature signature of the transition from mild cognitive impairment to Alzheimer's disease[J]. J Alzheimers Dis, 2010, 20（1）：97-104.

[7] de Leon M J, DeSanti S, Zinkowski R, et al. Longitudinal CSF and MRI biomarkers improve the diagnosis of mild cognitive impairment[J]. Neurobiol Aging, 2006, 27（3）：394-401.

[8] Ghoshal N, García-Sierra F, Wuu J, et al. Tau conformational changes correspond to impairments of episodic memory in mild cognitive impairment and Alzheimer's disease[J]. Exp Neurol, 2002, 177（2）：475-493.

[9] Forlenza O V, Diniz B S, Talib L L, et al. Clinical and biological predictors of Alzheimer's disease in patients with amnestic mild cognitive impairment[J]. Braz J Psychiatry, 2010, 32（3）：216-222.

[10] Monge-Argilés J A, Sánchez-Payá J, Muñoz-Ruiz C, et al. Biomarkers in the cerebrospinal fluid of patients with mild cognitive impairment：a meta-analysis of their predictive capacity for the diagnosis of Alzheimer's disease[J]. Rev Neurol, 2010, 50（4）：193-200.

[11] Forlenza O V, Diniz B S, Nunes P V, et al. Diagnostic transitions in mild cognitive impairment subtypes[J]. Int Psychogeriatr, 2009, 21（6）：1088-1095.

[12] Jonsson M, Zetterberg H, van Straaten E, et al. Cerebrospinal fluid biomarkers of white matter lesions - cross-sectional results from the LADIS study[J]. Eur J Neurol, 2010, 17（3）：377-382.

[13] Buerger K, Teipel S J, Zinkowski R, et al. Increased levels of CSF phosphorylated tau in apolipoprotein E epsilon4 carriers with mild cognitive impairment[J]. Neurosci Lett, 2005, 391（1-2）：48-50.

[14] Dean R A, Shaw L M. Use of cerebrospinal fluid biomarkers for diagnosis of incipient Alzheimer disease in patients with mild cognitive impairment[J]. Clin Chem, 2010, 56（1）：7-9.

[15] Ewers M, Walsh C, Trojanowski J Q, et al. Prediction of conversion from mild cognitive impairment to Alzheimer's disease dementia based upon biomarkers and neuropsychological test performance[J]. Neurobiol Aging, 2012, 33（7）：1203-1214.

[16] Kaiser E, Schönknecht P, Hunt A, et al. CSF levels of total tau protein in patients with mild cognitive impairment and Alzheimer's disease[J]. Z Gerontol Geriatr, 2008, 41（6）：497-501.

[17] Shin R W. Interaction of aluminum with paired helical filament tau is involved in neurofibrillary pathology of Alzheimer's disease[J]. Gerontology, 1997, 43（Suppl 1）：16-23.

[18] Lindwall G, Cole R D. Phosphorylation affects the ability of tau protein to promote microtubule assembly[J]. J Biol Chem, 1984, 259（8）: 5301-5305.

[19] 宋斐翡. 职业铝接触对携带 ApoE ε4 基因的作业工人认知功能的影响及 tau 蛋白表达的变化[D].太原：山西医科大学, 2014.

[20] Wang H, Lu X T, Jia Z J, et al. Effect of aluminum trichloride on abnormal phosphorylation of tau protein in SH-SY5Y cells [J].Chinese Journal of Industrial Hygiene and Occupational Diseases, 2013, 31（2）: 100-103.

[21] Lu X, Liang R, Jia Z, et al. Cognitive disorders and tau-protein expression among retired aluminum smelting workers[J]. J Occup Environ Med, 2014, 56（2）: 155-160.

[22] Schönknecht P, Pantel J, Kaiser E, et al. Increased tau protein differentiates mild cognitive impairment from geriatric depression and predicts conversion to dementia[J]. Neurosci Lett, 2007, 416（1）: 39-42.

[23] Maccioni R B, Lavados M, Guillón M, et al. Anomalously phosphorylated tau and Abeta fragments in the CSF correlates with cognitive impairment in MCI subjects[J]. Neurobiol Aging, 2006, 27（2）: 237-244.

[24] Cohen O S, Chapman J, Korczyn A D, et al. CSF tau correlates with CJD disease severity and cognitive decline[J]. Acta Neurol Scand, 2016, 133（2）: 119-123.

第 9 章

长期染铝对小鼠脑组织 tau 蛋白表达的影响

铝的过量接触和蓄积可能是导致 AD 等神经退行性病变的原因之一。Guy 等人[1]的实验发现,人类神经母细胞瘤细胞通过铝染毒,磷酸化 tau 蛋白显著增多,且与 NFTs 相关。Xiao 等[2]在对小鼠行灌胃处理 10 周后发现,小鼠学习记忆能力受到明显损害,有磷酸化 tau 蛋白和 Aβ含量增高,并且可观察到 NFTs 和 SP 的出现。体内体外的研究均表明铝与 tau 蛋白异常磷酸化有关。

tau 蛋白是 MAP 中含量最高的一种,其定位于 17 号染色体,主要存在于神经元的轴突。正常 tau 蛋白的作用是和管蛋白结合形成微管并维持微管的完整性和稳定[3]。tau 的磷酸化结构基础是侧翼的微管结合重复序列和 79 个潜在的丝氨酸(serine,Ser)和苏氨酸(threonine,Thr)磷酸化位点,现已发现 21 个异常磷酸化位点,tau 蛋白在 P-tau181、P-tau231、P-tau262 和 P-tau396 位点的异常磷酸化具有一定的代表性,而且与认知功能有很紧密的联系。tau 蛋白被过度磷酸化后失去与微管的结合能力并形成 PHFs 导致神经元功能障碍[4]。目前研究采用肌内注射、腹腔注射、侧脑室注射、脑内直接注射铝盐均可使动物脑和脊髓神经元变性,神经元内出现过度磷酸化的 tau 蛋白和神经原纤维缠结样的聚集物[5, 6]。

本实验拟通过长期饲料染铝,观察小鼠脑组织 tau 蛋白及其各磷酸化位点的表达变化。

9.1 材料与方法

9.1.1 实验动物及分组

实验动物及分组见 4.1.1.1 节。

9.1.2 实验方法

9.1.2.1 染毒方法

染毒方法见 4.1.1.2 节。

9.1.2.2 样品处理

称取脑组织 100mg，加入 100μL 细胞裂解液，冰上超声破碎组织约 1min，直到充分裂解，然后于 4℃ 12000r/min 的转速离心 15min，取上清。用 BAC 试剂盒进行总蛋白定量，调整各样品蛋白浓度至一致，加入等体积的 2×上样缓冲液混匀，沸水中煮沸 5~10min。样品制备完成，放入-20℃保存。

9.1.2.3 蛋白印迹

配制 10%的分离胶和 4.9%的积层胶，根据浓度确定上样体积，每孔上样 25μg，以 80V 电压恒压跑胶，当蛋白跑过积层胶时加压为 120V，恒压直至蛋白跑至胶的底部；将跑好的胶取下，用 400mA 电流作用 60min 转移蛋白至 0.45μm PVDF 膜上；用封闭液室温封闭 120min；0.02mol/L PBST 洗膜 5min，除去膜上残留的封闭液；加入抗体稀释液稀释的一抗，4℃过夜（抗体稀释倍数见表 9-1）；用 0.02mol/L PBST 洗膜，15min×4 次；加入抗体稀释液稀释的二抗，37℃放置 1h；用 0.02mol/L PBST 洗膜，15min×4 次；用 ECL 进行化学发光。在 X 光胶片盒内铺一张面积大于膜的保鲜膜，使其折起来完全包裹杂交膜，用胶带将其固定在暗盒内；用镊子取出膜，打在滤纸上沥干 PBST 洗液，但勿使膜完全干燥，将杂交膜贴在保鲜膜上，滴加发光液，折叠保鲜膜，去除气泡和褶皱；在黑暗中放入 X 光胶片，分别曝光不同的时间如数秒到数分钟，然后显影冲洗；用扫描仪扫描，采用捷达 801 系列凝胶电泳图像分析系统对 Western-blot 结果进行分析，然后计算待测蛋白与 GAPDH 光密度（IOD）的比值，比较各组间待测蛋白 IOD/IOD_{GAPDH} 的大小。

表 9-1　tau5 和磷酸化 tau 蛋白抗体稀释比例

蛋白名称	一抗	二抗
GAPDH	1∶1000	1∶1000（鼠抗）

蛋白名称	一抗	二抗
tau5（总 tau）	1：100	1：1000（鼠抗）
P-tau396	1：200	1：1000（兔抗）
P-tau262	1：500	1：1000（兔抗）
P-tau231	1：500	1：1000（兔抗）
P-tau181	1：500	1：1000（兔抗）

9.1.3 统计学方法

数据采用 $\bar{x} \pm s$ 表示，应用 SPSS13.0 软件进行析因分析，用 SAS 软件进行组间比较。利用等级相关分析剂量效应关系，以双侧 $P<0.05$ 作为判断差别显著性的标准。

9.2 结果

9.2.1 小鼠脑组织 tau5 蛋白的表达结果

由析因设计方差分析结果可知，四组小鼠 tau5 蛋白表达差别有统计学意义（$P<0.01$）。由多重比较可知，小鼠 tau5 蛋白表达为高剂量组>中剂量组、低剂量组>对照组，差别有统计学意义（$P<0.05$），低剂量组和中剂量组的 tau5 蛋白表达差别无统计学意义（$P>0.05$）；不同时间的小鼠 tau5 蛋白表达差别无统计学意义（$P=0.32$）（见图 9-1、表 9-2、图 9-2）。

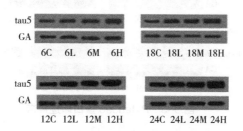

图 9-1 tau5 蛋白印迹条带

6、12、18、24 代表 6 个月、12 个月、18 个月、24 个月；C、L、M、H 代表对照组、低剂量组、中剂量组、高剂量组

表 9-2　小鼠脑组织 tau5 蛋白表达的 Western-blot 结果（$\bar{x} \pm s$，IOD$_{tau5}$/IOD$_{GAPDH}$）

分组	n	6个月	12个月	18个月	24个月
对照组	6	0.87 ± 0.37	1.02 ± 3.47	1.09 ± 0.36	1.18 ± 0.45
低剂量组	6	1.44 ± 0.54*	1.54 ± 0.35*	1.70 ± 0.46*	1.90 ± 0.39*
中剂量组	6	1.84 ± 0.56*	1.93 ± 0.40*	2.03 ± 0.79*	2.13 ± 0.66*
高剂量组	6	2.24 ± 0.75*	2.38 ± 0.77*	2.80 ± 1.15*	3.20 ± 3.23*

注：*表示与对照组相比，$P<0.05$。

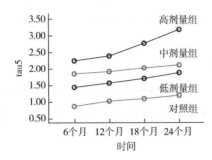

图 9-2　四组小鼠 tau5 蛋白表达时间趋势图

9.2.2 小鼠脑组织 P-tau396 蛋白的表达结果

由析因设计方差分析结果可知，四组小鼠 P-tau396 蛋白表达差别有统计学意义（$P<0.01$）。由多重比较可知，小鼠 P-tau396 蛋白表达为高剂量组>中剂量组、低剂量组>对照组，差别有统计学意义（$P<0.05$），低剂量组和中剂量组的 P-tau396 蛋白表达差别无统计学意义（$P>0.05$）；不同时间的小鼠 P-tau396 蛋白表达差别无统计学意义（$P=0.39$）（见图 9-3、表 9-3、图 9-4）。

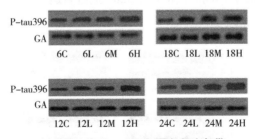

图 9-3　P-tau396 蛋白印迹条带

表 9-3　小鼠脑组织 P-tau396 蛋白表达的 Western-blot 结果（$\bar{x} \pm s$，IOD$_{P-tau396}$/IOD$_{GAPDH}$）

分组	n	6个月	12个月	18个月	24个月
对照组	6	0.71 ± 0.35	0.71 ± 0.31	0.75 ± 0.18	0.94 ± 0.35

分组	n	6个月	12个月	18个月	24个月
低剂量组	6	$0.93 \pm 0.27^*$	$1.06 \pm 0.38^*$	$1.08 \pm 0.22^*$	$1.14 \pm 0.46^*$
中剂量组	6	$1.23 \pm 0.18^*$	$1.31 \pm 0.86^*$	$1.59 \pm 0.49^*$	$1.70 \pm 0.43^*$
高剂量组	6	$1.68 \pm 0.25^*$	$1.79 \pm 0.60^*$	$1.83 \pm 1.39^*$	$2.08 \pm 1.77^*$

注：*表示与对照组相比，$P<0.05$。

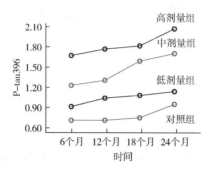

图 9-4　四组小鼠 P-tau396 蛋白表达时间趋势图

9.2.3 小鼠脑组织 P-tau262 蛋白的表达结果

由析因设计方差分析结果可知,四组小鼠 P-tau262 蛋白表达差别有统计学意义（$P<0.01$）。由多重比较可知,小鼠 P-tau262 蛋白表达为高剂量组>中剂量组>低剂量组>对照组,两两比较差别均有统计学意义（$P<0.05$）;不同时间的小鼠 P-tau262 蛋白表达差别有统计学意义（$P<0.05$）,随时间延长,P-tau262 蛋白表达增多,差别有统计学意义（$P<0.05$）（见图 9-5、表 9-4、图 9-6）。

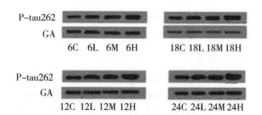

图 9-5　P-tau262 蛋白印迹条带

表 9-4　小鼠脑组织 P-tau262 蛋白表达的 Western-blot 结果（$\bar{x} \pm s$，$IOD_{P-tau262}/IOD_{GAPDH}$）

分组	n	6个月	12个月	18个月	24个月
对照组	6	0.62 ± 0.35	0.69 ± 0.17	0.82 ± 0.37	1.08 ± 0.25
低剂量组	6	$1.25 \pm 0.37^*$	$1.45 \pm 0.74^*$	$1.70 \pm 0.57^*$	$1.86 \pm 0.47^*$

分组	n	6个月	12个月	18个月	24个月
中剂量组	6	$1.86 \pm 0.40^*$	$1.89 \pm 0.55^*$	$2.04 \pm 0.61^*$	$2.16 \pm 0.40^*$
高剂量组	6	$2.21 \pm 0.82^*$	$2.32 \pm 0.67^*$	$2.71 \pm 0.65^*$	$2.83 \pm 1.07^*$

注：*表示与对照组相比，$P<0.05$。

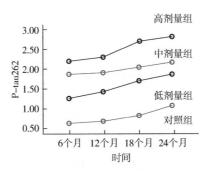

图 9-6　四组小鼠 P-tau262 蛋白表达时间趋势图

9.2.4 小鼠脑组织 P-tau231 蛋白的表达结果

由析因设计方差分析结果可知，四组小鼠 P-tau231 蛋白表达差别有统计学意义（$P<0.01$）。由多重比较可知，小鼠 P-tau231 蛋白表达为高剂量组>中剂量组>低剂量组、对照组，差别均有统计学意义（$P<0.05$），低剂量组和对照组小鼠 P-tau231 蛋白表达差别无统计学意义（$P>0.05$）；不同时间的小鼠 P-tau231 蛋白表达差别有统计学意义（$P<0.05$），24 个月与 6 个月、12 个月的小鼠 P-tau231 蛋白表达差别有统计学意义（$P<0.05$）（见图 9-7、表 9-5、图 9-8）。

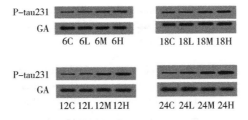

图 9-7　P-tau231 蛋白印迹条带

表 9-5　小鼠脑组织 P-tau231 蛋白表达的 Western-blot 结果（$\bar{x} \pm s$，$IOD_{P-tau231}/IOD_{GAPDH}$）

分组	n	6个月	12个月	18个月	24个月
对照组	6	0.43 ± 0.09	0.43 ± 0.28	0.47 ± 0.18	0.50 ± 0.23
低剂量组	6	0.55 ± 0.17	0.58 ± 0.19	0.62 ± 0.52	0.62 ± 0.39

分组	n	6个月	12个月	18个月	24个月
中剂量组	6	$0.68 \pm 0.18^*$	$0.79 \pm 0.44^*$	$0.87 \pm 0.48^*$	$0.94 \pm 0.25^*$
高剂量组	6	$0.93 \pm 0.17^*$	$0.98 \pm 0.26^*$	$1.07 \pm 3.09^*$	$1.65 \pm 0.92^*$

注：*表示与对照组相比，$P<0.05$。

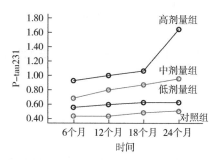

图9-8　四组小鼠P-tau231蛋白表达时间趋势图

9.2.5 小鼠脑组织 P-tau181 蛋白的表达结果

由析因设计方差分析结果可知,四组小鼠 P-tau181 蛋白表达差别无统计学意义（$P>0.05$）；不同时间的小鼠 P-tau181 蛋白表达差别无统计学意义（$P>0.05$）（见图9-9、表9-6、图9-10）。

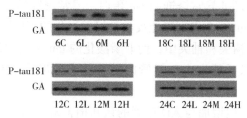

图9-9　P-tau181蛋白印迹条带

表9-6　小鼠脑组织 P-tau181 蛋白表达的 Western-blot 结果（$\bar{x} \pm s$，$IOD_{P\text{-}tau181}/IOD_{GAPDH}$）

分组	n	6个月	12个月	18个月	24个月
对照组	6	0.52 ± 0.15	0.65 ± 0.22	0.68 ± 0.18	0.69 ± 0.18
低剂量组	6	0.69 ± 0.38	0.79 ± 0.18	0.88 ± 0.32	0.98 ± 0.66
中剂量组	6	0.96 ± 0.46	0.99 ± 0.29	1.13 ± 0.26	1.25 ± 0.63
高剂量组	6	1.25 ± 0.31	1.27 ± 0.43	1.32 ± 1.04	1.95 ± 3.58

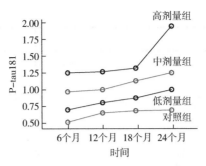

图 9-10　四组小鼠 P–tau181 蛋白表达时间趋势图

9.3 讨论

铝是一种慢性神经性毒物，可在脑组织中蓄积，破坏神经元结构，导致中枢神经功能障碍[7]。课题组前期的人群研究和动物整体实验均证实铝可引起机体学习记忆功能的障碍。人群研究显示，铝对认知损害可能与 tau 及其磷酸化蛋白异常表达有关，那么铝对小鼠学习记忆功能的损害是否也与 tau 蛋白及其磷酸化蛋白的异常表达有关呢？

tau 蛋白是 MAPs 中含量最高的一种，主要存在于神经元的轴突。正常 tau 蛋白的作用是和管蛋白结合形成微管并维持微管的完整性和稳定[8]。AD 患者脑中的 tau 蛋白分为 3 个级别，即非异常修饰的 tau 蛋白、异常修饰易溶型 tau 蛋白和异常修饰并聚集配对 PHF-tau。3 个级别可能反映神经元退化的不同阶段。磷酸化的 tau 蛋白常分布于细胞浆及树突和轴突中，而非磷酸化的 tau 蛋白常分布于细胞核[9]。tau 蛋白被高度磷酸化以后就失去与微管的结合能力并形成 PHFs 导致神经元功能障碍[10]。

tau 蛋白的异常表达增加与 AD 患者的认知损害密切相关[11, 12]。有研究显示，AD 患者脑中正常 tau 蛋白水平明显低于对照组，而 tau 蛋白总量却显著高于年龄匹配的对照组，升高的 tau 蛋白以异常过度磷酸化的形式为主[13]。而动物实验研究结果也显示 tau 蛋白的异常表达与动物学习记忆功能有相关[14, 15]。

本研究结果显示：tau5、P-tau396、P-tau262 蛋白表达高剂量组、中剂量组、低剂量组明显高于对照组（$P<0.05$），P-tau231 蛋白表达高剂量组、中剂量组明显高于对照组（$P<0.05$）；其中 P-tau262、P-tau231 蛋白表达增高不仅与染铝剂量有关，还与染铝时间有关，磷酸化 tau 蛋白异常表达的变化与铝对小鼠学习记忆能力的影响相一致。有研究表明，tau 蛋白表达的增高与学习记忆的受损以及染毒时间有密切关系[16]。而 P-tau181 蛋白表达无论是不同剂量还是不同点其蛋白表达差别均无统

计学意义。有研究通过口服、肌内注射、腹腔注射、侧脑室注射、脑内直接注射铝盐均可使动物脑和脊髓神经元变性,神经元内出现过度磷酸化的 tau 蛋白和 NFT 样聚集物[17, 18]。Al 被认为与 PHF 形成有关。而本实验结果与上面研究结论基本相符。说明铝无论在人群研究还是动物整体实验中均可引起 tau 蛋白异常磷酸化,但其异常磷酸化的位点却有所不同。铝作业人员主要为 P-tau396、P-tau231、P-tau181 蛋白的表达异常,而动物实验显示长期染铝后小鼠脑组织 tau5、P-tau396、P-tau262、P-tau231 蛋白表达出现异常。通过质谱分离技术和免疫印迹,发现 tau 蛋白至少存在 21 个异常磷酸化位点,tau 蛋白各个位点的磷酸化对 tau 蛋白生物学特性的影响不尽相同。有研究显示, tau 蛋白磷酸化位点不同,空间构象不同,所引起的损害类型也不同。tau 蛋白特异的磷酸化位点与特异的损害存在某种联系。这就提示铝在不同种属间引起的终点损害会有所不同。

参考文献

[1] Guy S P, Jones D, Mann D M, et al. Human neuroblastoma cells treated with aluminium express an epitope associated with Alzheimer's disease neurofibrillary tangles[J]. Neurosci Lett, 1991, 121（1-2）：166-168.

[2] Xiao F, Li X G, Zhang X Y, et al. Combined administration of D-galactose and aluminium induces Alzheimer-like lesions in brain[J]. Neurosci Bull, 2011, 27（3）：143-155.

[3] Neve R L, Harris P, Kosik K S, et al. Identification of cDNA clones for the human microtubule-associated protein tau and chromosomal localization of the genes for tau and microtubule-associated protein 2[J]. Brain Res, 1986, 387（3）：271-280.

[4] Lund H, Cowburn R F, Gustafsson E, et al. tau-tubulin kinase 1 expression, phosphorylation and co-localization with phospho-Ser422 tau in the Alzheimer's disease brain[J]. Brain Pathol, 2013, 23（4）：378-389.

[5] Shinkai Y, Yoshimura M, Morishima-Kawashima M, et al. Amyloid beta-protein deposition in the leptomeninges and cerebral cortex[J]. Ann Neurol, 1997, 42（6）：899-908.

[6] Hsiao K, Chapman P, Nilsen S, et al. Correlative memory deficits, Abeta elevation, and amyloid plaques in transgenic mice[J]. Science, 1996, 274（5284）：99-102.

[7] Skibniewska K A. Diet monitoring for assessment of human exposure to environmental pollutants[J]. Environ Int, 2003, 28（8）：703-709.

[8] Grambaite R, Stenset V, Reinvang I, et al. White matter diffusivity predicts memory in patients with subjective and mild cognitive impairment and normal CSF total tau levels[J]. J Int Neuropsychol Soc, 2010, 16（1）：58-69.

[9] Haldenwanger A, Eling P, Kastrup A, et al. Correlation between cognitive impairment and CSF biomarkers in amnesic MCI, non-amnesic MCI, and Alzheimer's disease[J]. J Alzheimers Dis, 2010, 22（3）：971-980.

[10] Iqbal K, Wang X, Blanchard J, et al. Alzheimer's disease neurofibrillary degeneration：pivotal and multifactorial[J].

Biochem Soc Trans, 2010, 38（4）：962-966.

[11] Gómez D B E, Pérez M, Gómez R P, et al. Tau-knockout mice show reduced GSK3-induced hippocampal degeneration and learning deficits[J]. Neurobiol Dis, 2010, 37（3）：622-629.

[12] Sigurdsson E M. Tau-focused immunotherapy for Alzheimer's disease and related tauopathies[J]. Curr Alzheimer Res, 2009, 6（5）：446-450.

[13] Pugliese M, Mascort J, Mahy N, et al. Diffuse beta-amyloid plaques and hyperphosphorylated tau are unrelated processes in aged dogs with behavioral deficits[J]. Acta Neuropathol, 2006, 112（2）：175-183.

[14] Shiryaev N, Jouroukhin Y, Gozes I. 3R tau expression modifies behavior in transgenic mice[J]. J Neurosci Res, 2010, 88（12）：2727-2735.

[15] Clavaguera F, Bolmont T, Crowther R A, et al. Transmission and spreading of tauopathy in transgenic mouse brain[J]. Nat Cell Biol, 2009, 11（7）：909-913.

[16] Polydoro M, Acker C M, Duff K, et al. Age-dependent impairment of cognitive and synaptic function in the htau mouse model of tau pathology[J]. J Neurosci, 2009, 29（34）：10741-10749.

[17] Gómez M, Esparza J L, Cabré M, et al. Aluminum exposure through the diet：metal levels in AbetaPP transgenic mice, a model for Alzheimer's disease[J]. Toxicology, 2008, 249（2-3）：214-219.

[18] Bharathi S G, Shamasundar N M, Sathyanarayana R T, et al. A new insight on Al-maltolate-treated aged rabbit as Alzheimer's animal model[J]. Brain Res Rev, 2006, 52（2）：275-292.

第 10 章

铝对细胞 tau 蛋白表达的影响

铝具有神经毒性,神经系统是铝作用的主要靶器官之一。研究表明,铝的神经毒性与 tau 蛋白的异常磷酸化密切相关,已发现的 tau 蛋白磷酸化位点大约有 21 个,这些位点主要位于脯氨酸富集区和微管结合区。铝的神经毒性是否与这些位点的异常磷酸化有关? 前期人群研究、动物实验发现铝可使 P-tau181、P-tau231、P-tau262、P-tau396 位点发生异常磷酸化,并且发现人群研究与动物实验的 tau 蛋白磷酸化位点存在差异,我们推测铝导致 tau 蛋白异常磷酸化是否存在种属差异。本研究拟采用小鼠神经母细胞瘤细胞(N2a)和人源性神经母细胞瘤细胞(SH-SY5Y)进行三氯化铝染毒,观察这两种细胞系 tau 蛋白磷酸化位点是否存在差异,通过体外实验探讨铝致 tau 蛋白磷酸化位点是否存在种属差异。

10.1 铝对 SH-SY5Y 细胞 tau 蛋白表达的影响

10.1.1 材料与方法

10.1.1.1 实验材料

人源性神经母细胞瘤细胞(SH-SY5Y)购自中国医学科学院基础医学研究所细胞中心。

10.1.1.2　实验方法

（1）细胞培养

人源性神经母细胞瘤细胞株 SH-SY5Y 细胞采用高糖 DMEM 培养基（含体积分数为 15% 胎牛血清、1% 青链霉素混合液）置于 37℃、5%CO$_2$ 培养箱中培养，按 1:3 比例传代，每 4d 传代一次。

（2）细胞染毒

取细胞形态良好的对数生长期细胞，用质量分数为 0.25% 的胰酶-EDTA 消化细胞制成细胞悬液后，接种于 6 孔板，待贴壁生长至对数期时进行染毒 24h。染毒分组为：对照组、0.5mmol/L AlCl$_3$ 组（低剂量组）、1mmol/L AlCl$_3$ 组（中剂量组）、2mmol/L AlCl$_3$ 组（高剂量组）。每个剂量组设置 3 个复孔。

（3）细胞活力检测

取对数期生长 SH-SY5Y 细胞，将其制成密度为 $5×10^4$ 个/mL 的细胞悬液，混匀后接种于 96 孔板，每孔 100μL 细胞悬液。待细胞融合至 50%～60%，弃掉旧培养液，D-hanks 液洗涤一次，染毒（同上），同时设对照组、空白组（仅含培养液无细胞），每组设 6 个复孔，置于 5% 恒温培养箱培养 48h 后，弃掉染毒液，D-hanks 液洗涤一次，每孔加入 100μL 新的培养液，并按说明书要求每孔加入 10μLCCK-8 试剂，混匀，于培养箱继续培养 2h，在酶标仪 450nm 波长处测定光密度（optical density，OD）值，按照以下公式计算细胞活力：

细胞活力（%）＝［（OD $_{染毒组}$－OD $_{空白组}$）/（OD $_{对照组}$－OD $_{空白组}$）］×100%

（4）总蛋白的提取

将哺乳蛋白抽提试剂、蛋白酶抑制剂、蛋白磷酸酶抑制剂按 98:1:1 的比例混合，充分混匀，配制成细胞蛋白抽提工作液。每组细胞样品根据细胞量的多少，加入适量的蛋白抽提工作液，充分吹打混匀，将细胞团块制成单细胞悬液，在冰上孵育 20min，于 12000r/min、4℃ 条件下离心 10min，取上清液至标记好的新的 EP 管中。

（5）BCA 总蛋白定量

实验方法见 8.1.1.2。

（6）Western blot

实验方法见 8.1.1.2。

10.1.1.3　统计学方法

用 SPSS 22.0 统计软件对数据进行分析。实验数据以 $\bar{x}±s$ 表示，不同组间比较采用单因素方差分析，多组间两两比较采用 LSD 法。以 $α=0.05$ 为检验水准。

10.1.2 结果

10.1.2.1 AlCl₃ 对 SH-SY5Y 细胞活力及形态的影响

表 10-1 结果显示，随着染毒剂量的增加，SH-SY5Y 细胞的活力逐渐下降。与对照组相比，中、高剂量组细胞活力下降差异有统计学意义（$P<0.05$）。

表 10-1　AlCl₃ 对 SH-SY5Y 细胞活力的影响（$\bar{x} \pm s$，$n=6$）

实验分组	细胞活力/%
对照组	100.00 ± 0
低剂量组	95.11 ± 0.07
中剂量组	89.04 ± 0.12*
高剂量组	87.70 ± 0.10*

注：*表示与对照组相比，$P<0.05$。

如图 10-1 所示，光学显微镜下观察不同染铝剂量组 SH-SY5Y 细胞形态发现，对照组细胞状态良好，大小均一，密集铺满培养瓶底 [图 10-1（a）]；低剂量组与对照组相比，细胞数量减少，突触变短，细胞间连接减少 [图 10-1（b）]；中剂量组细胞数量明显减少，突触进一步变短，部分细胞变圆 [图 10-1（c）]；高剂量组细胞数量明显少于前三组，且细胞变圆，突触几乎消失 [图 10-1（d）]。

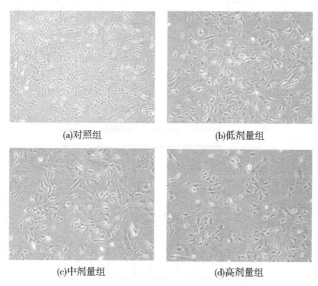

(a)对照组　　　　　　　(b)低剂量组

(c)中剂量组　　　　　　(d)高剂量组

图 10-1　AlCl₃ 对 SH-SY5Y 细胞形态学的影响（×200）

10.1.2.2 AlCl₃ 对 SH-SY5Y 细胞总 tau 蛋白及各磷酸位点表达的影响

tau 蛋白及各磷酸位点的结果显示：随着染铝剂量的增加，SH-SY5Y 细胞的

tau5、P-tau181、P-tau231、P-tau396 蛋白表达水平呈现升高趋势，且中、高剂量组蛋白表达升高与对照组相比均有统计学差异（$P<0.05$）。而 P-tau262 蛋白表达水平随染铝剂量的升高变化不明显（$P>0.05$）（见图 10-2）。

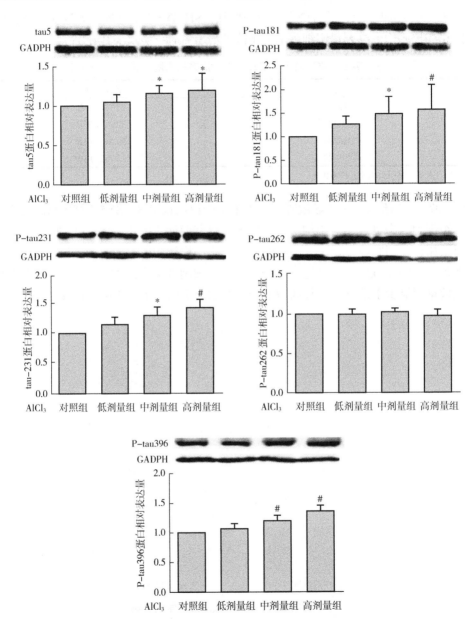

图 10-2 AlCl₃ 对 SH-SY5Y 细胞总 tau 蛋白及各磷酸位点表达的影响

与对照组相比，*表示 $P<0.05$，#表示 $P<0.01$

10.1.3 讨论

铝是一种公认的慢性蓄积性神经毒物,大量流行病学资料以及动物实验均已证实其神经毒性。铝可引起神经原纤维变性,诱导神经细胞死亡,造成神经元严重损失,继而导致神经退行性疾病。本研究用不同浓度的 $AlCl_3$ 对 SH-SY5Y 细胞进行染毒处理 24h,观察细胞形态及细胞活力,检测结果显示,随着染铝剂量的增加,N2a 细胞数量逐渐减少,胞体回缩,突触变少,高剂量组细胞数量减少明显,细胞活力逐渐降低,中、高剂量组活力下降显著;SH-SY5Y 细胞数量也逐渐减少,细胞变圆,高剂量组细胞突触明显减少,细胞活力逐渐下降,中、高剂量组细胞活力明显低于对照组。以上结果进一步说明了铝对 SH-SY5Y 细胞的毒性作用。

NFTs 形成是 AD 重要的病理特征之一,有研究表明磷酸化 tau 蛋白是 NFTs 的重要组成成分[1]。tau 蛋白是神经元中广泛存在的微管相关蛋白之一,其主要生物学功能是促进微管组装,维持微管的稳定,调节细胞骨架的结构和功能,以保持神经元的正常轴浆运输和突触可塑性。当 tau 蛋白结构发生异常时,如过度磷酸化后可导致 tau 蛋白从微管上解离,进而使微管稳定性下降和促使微管解聚,过度磷酸化的 tau 蛋白则聚集形成 PHF,引起 tau 蛋白的纤维化[2],在神经元内积聚形成 NFT,影响神经元轴浆运输、突触的可塑性及细胞形态稳定,最后导致神经元死亡和痴呆的形成。铝被认为与 PHF 的形成有关,铝和异常磷酸化的 tau 蛋白共定位于神经原纤维缠结[3]。Lu 等[4]研究发现,电解铝作业的退休工人淋巴细胞中 tau5、P-tau181、P-tau231 含量明显高于对照人群。本研究用不同浓度 $AlCl_3$ 染毒 SH-SY5Y 细胞,结果显示高剂量组 tau5、P-tau181、P-tau231 和 P-tau396 蛋白表达量明显高于对照组,而 P-tau262 蛋白表达量在各剂量组之间的表达没有差异。此结果与王昊等[5]的研究结果一致。

10.2 铝对 N2a 细胞 tau 蛋白表达的影响

10.2.1 材料与方法

10.2.1.1 实验材料

小鼠神经母细胞瘤细胞(N2a)购自中国科学院上海生命科学研究院细胞资源中心。N2a 细胞采用 MEM/EBSS 培养基(含体积分数为 10%胎牛血清、1%青链霉素混合液),置于 37℃、5%CO_2 培养箱中培养,按 1∶4 比例传代,每 3d 传代一次。

10.2.1.2 实验方法

实验方法见 10.1.1.2。

10.2.1.3　统计学方法

用 SPSS22.0 统计软件对数据进行分析。实验数据以 $\bar{x} \pm s$ 表示，不同组间比较采用单因素方差分析，多组间两两比较采用 LSD 法。以 $\alpha=0.05$ 为检验水准。

10.2.2 结果

10.2.2.1　AlCl₃ 对 N2a 细胞活力及细胞形态的影响

表 10-2 结果显示，随着染毒剂量的增加，细胞活力逐渐下降。中、高剂量组 N2a 细胞活力下降与对照组相比差异有统计学意义（$P<0.05$）；高剂量组细胞活力下降与低剂量组相比差异有统计学意义（$P<0.05$）。

表 10-2　AlCl₃ 对 N2a 细胞活力的影响（$\bar{x} \pm s$，$n=6$）

染毒浓度	细胞活力/%
对照组	100.00 ± 0
低剂量组	93.93 ± 0.04
中剂量组	$91.37 \pm 0.03^*$
高剂量组	$78.45 \pm 0.10^{*\#}$

注：与对照组相比，*表示 $P<0.05$；与低剂量组相比，#表示 $P<0.05$。

如图 10-3 所示，光学显微镜下观察不同染铝剂量组细胞形态发现，对照组细胞状态良好，大小均一，密集铺满培养瓶底；低剂量组与对照组相比，细胞数量减少，突触变短，细胞间连接减少；中剂量组细胞数量明显减少，突触进一步变短；高剂量组细胞数量明显少于前三组，且细胞变圆，突触几乎消失。

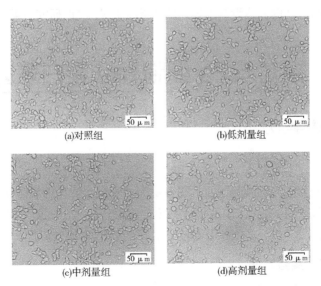

(a)对照组　　　　　　　　　　(b)低剂量组

(c)中剂量组　　　　　　　　　　(d)高剂量组

图 10-3　AlCl₃ 对 N2a 细胞形态学的影响（×200）

10.2.2.2 AlCl₃ 对 N2a 细胞总 tau 及各磷酸位点表达的影响

tau 蛋白及各磷酸位点的结果显示：随着染铝剂量的增加，N2a 细胞的 tau5、P-tau231、P-tau262、P-tau396 蛋白表达水平呈现升高趋势，且 tau5、P-tau262、P-tau396 中、高剂量组蛋白表达升高与对照组相比均有统计学差异（$P<0.05$），P-tau231 高剂量组蛋白表达升高与对照组相比有统计学差异（$P<0.05$）。而 P-tau181 蛋白表达的结果显示，低、中、高剂量组蛋白表达变化与对照组相比均没有统计学差异（$P<0.05$）（见图 10-4）。

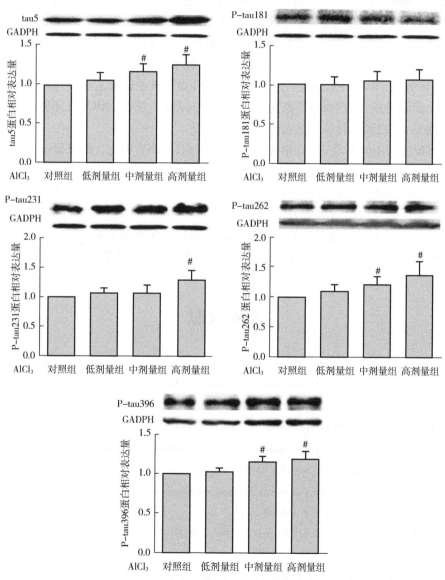

图 10-4 AlCl₃ 对 SH-SY5Y 细胞 tau 蛋白及各磷酸位点表达的影响

与对照组相比，#表示 $P<0.01$

10.2.3 讨论

随着染铝剂量的增加，N2a 细胞数量逐渐减少，胞体回缩，突触变少，高剂量组细胞数量减少明显，细胞活力逐渐降低，中、高剂量组活力下降显著，以上结果进一步说明了铝对 N2a 细胞的毒性作用。

前期人群研究[4, 6]发现电解铝作业的退休工人淋巴细胞中 tau5、P-tau181、P-tau231 含量明显高于对照人群，而动物实验通过在饲料中添加 AlCl₃ 对小鼠进行长期染铝，结果发现低剂量染铝就使 tau5、P-tau231、P-tau262、P-tau396 蛋白的表达明显高于对照组，而 P-tau181 蛋白在不同剂量组之间的表达没有差异。这提示铝致 tau 蛋白磷酸化可能存在种属差异。Uemura [7]通过给新西兰大白兔注射铝盐，观察到 NFTs 聚集；而 Mizoroki 等[8]通过小鼠腹腔注射麦芽酚铝并未观察到 NFTs 聚集，更进一步说明 tau 蛋白异常磷酸化可能存在种属差异。那么，AlCl₃ 在不同种属来源的细胞 tau 蛋白磷酸化位点是否也存在差异呢？

本研究用不同浓度 AlCl₃ 染毒 N2a 细胞和 SH-SY5Y 细胞，结果显示 N2a 细胞高剂量组 P-tau231 蛋白表达量明显高于对照组，中、高剂量组 tau5、P-tau262、P-tau396 蛋白表达量明显高于对照组，但 P-tau181 蛋白表达量在各剂量组之间的表达没有差异；而 SH-SY5Y 细胞中、高剂量组 tau5、P-tau181、P-tau231 和 P-tau396 蛋白表达量明显高于对照组，而 P-tau262 蛋白表达量在各剂量组之间的表达没有差异。由此看来，体外实验不同种属的 tau 蛋白磷酸化位点也存在差异。

参考文献

[1] Rudrabhatla P, Jaffe H, Pant H C. Direct evidence of phosphorylated neuronal intermediate filament proteins in neurofibrillary tangles（NFTs）: phosphoproteomics of Alzheimer's NFTs[J]. FASEB J, 2011, 25（11）: 3896-3905.

[2] Mandelkow E, von Bergen M, Biernat J, et al. Structural principles of tau and the paired helical filaments of Alzheimer's disease[J]. Brain Pathol, 2007, 17（1）: 83-90.

[3] Shin R W. Interaction of aluminum with paired helical filament tau is involved in neurofibrillary pathology of Alzheimer's disease[J]. Gerontology, 1997, 43（Suppl 1）: 16-23.

[4] Lu X, Liang R, Jia Z, et al. Cognitive disorders and tau-protein expression among retired aluminum smelting workers[J]. J Occup Environ Med, 2014, 56（2）: 155-160.

[5] 王昊, 路小婷, 贾志健, 等. 三氯化铝对 SH-SY5Y 细胞 tau 蛋白异常磷酸化作用[J]. 中华劳动卫生职业病杂志, 2013, 31（2）.

[6] 贾志建, 路小婷, 潘宝龙, 等. 慢性铝暴露对小鼠学习记忆及 tau 蛋白磷酸化的影响[J]. 环境与职业医学, 2012, 29（4）: 203-205.

[7] Uemura E. Intranuclear aluminum accumulation in chronic animals with experimental neurofibrillary changes[J]. Exp Neurol, 1984, 85（1）：10-18.

[8] Mizoroki T, Meshitsuka S, Maeda S, et al. Aluminum induces tau aggregation in vitro but not in vivo[J]. J Alzheimers Dis, 2007, 11（4）：419-427.

第 11 章

铝致 tau 蛋白异常表达及其调控机制

11.1 铝对工人 tau 蛋白磷酸化的调控作用

铝可以引起认知功能的损害，而 tau 蛋白作为重要的生物标志物可以监测铝致认知功能损害，由此带来新的问题：铝如何导致 tau 蛋白异常磷酸化？其机制研究是否可提供铝神经毒性新的生物标志物？解决上述问题首先应明确 tau 蛋白的异常过度磷酸化受哪种酶调控，其过程是如何发生的。正常情况下，tau 蛋白的磷酸化与脱磷酸化作用处于动态平衡中。tau 蛋白磷酸化是由蛋白激酶的磷酸化作用以及蛋白磷酸酯酶的脱磷酸化作用共同调节的精细过程。催化 tau 蛋白磷酸化的蛋白激酶主要有 MAPK、GSK-3、CDK-5、蛋白激酶 A（protein kinase A，PKA）、蛋白激酶 C（protein kinase C，PKC）、CaMK-Ⅱ 等；而使 tau 蛋白脱磷酸化的酶主要有蛋白磷酸酯酶-2A（protein phosphatase-2A，PP2A）、蛋白磷酸酯酶-2B（protein phosphatase-2B，PP2B）、蛋白磷酸酯酶-C（protein phosphatase C，PPC）。引起 tau 蛋白磷酸化的主要机制是蛋白激酶活性升高和/或磷酸酯酶活性下降，平衡被打乱。

CDK5 是一种脯氨酸介导的丝氨酸-苏氨酸蛋白激酶，它是唯一在神经系统起作用的蛋白激酶。CDK5 可催化 tau 蛋白等多种微管相关蛋白的磷酸化。诸多研究表明，CDK5 失调参与神经退行性疾病发病过程。Michael K. Ahlijanian 等揭示在过度表达 CDK5 活化剂的转基因小鼠中 tau 蛋白和神经纤维被高度磷酸化；Wendy Noble 认为 CDK5 在一些激酶参与的 tau 蛋白病理进程中起主要的作用；Joao P.

Lopes 等利用 AD 小鼠模型观察到伴随着 CDK5 的过度激活，高度磷酸化 tau 增加以及显著的神经元丢失，说明 CDK5 在 tau 蛋白磷酸化中有重要作用；先期细胞实验表明三氯化铝染毒能够导致 SH-SY5Y 细胞 tau 蛋白的异常过度磷酸化，发生机制可能与 CDK5 活性被激活有关。但是关于 CDK5 与 tau 蛋白磷酸化的人群研究相对较少，笔者课题组检测铝作业工人 CDK5 蛋白水平，探讨其在 tau 蛋白磷酸化过程中的作用。

PP2A 是脑内对 tau 蛋白起脱磷酸化作用的主要的蛋白磷酸酶[1]，它是一个多聚体酶，由至少含有一个二聚化的核心酶构成的催化单位（C 亚基）和结构亚基（A 亚基）组成。有研究表明：老年痴呆患者脑中异常过度磷酸化 tau 蛋白增加是因为在 tau 蛋白磷酸化过程中起主要作用的 PP2A 蛋白活性降低。tau 蛋白作为 PP2A 的底物，一旦与 PP2A 的不同的亚基结合便产生 tau 蛋白的去磷酸化。研究发现，轻度认知功能障碍患者外周淋巴细胞 PP2A 的活性比正常老年人明显降低了 30%，而老年痴呆患者 PP2A 的活性比正常老年人明显降低了 35%；同时也有研究检测血浆 PP2A 的变化，发现认知功能障碍患者血浆 PP2A 的表达随病程的延长降低，提示 PP2A 对认知功能障碍诊断有参考价值；应用 PP2A 抑制剂后发现高度磷酸化的 tau 蛋白上调。先期细胞实验也提示铝致 tau 蛋白异常磷酸化作用与 PP2A 活性受到抑制密切相关。

有研究发现如果抑制 tau 蛋白磷酸化聚集，其神经元丧失和认知功能障碍均可改善。故研究 tau 蛋白降解的系统尤为关键。UPP 是 Hershko 等发现的一种高效蛋白降解途径，在各种细胞功能中扮演重要角色，如蛋白质量控制，它能够选择性地识别降解错误折叠蛋白，精确控制调节细胞内蛋白质的降解。UPP 是一个级联多步骤过程，参与细胞内 80% 以上的蛋白质的降解。首先，Ub 在 ATP 依赖性反应下被泛素活化酶 E1 活化，在 E1 活性位点半胱氨酸和泛素蛋白羧基之间形成高能硫酯键；其次泛素结合酶 E2 通过类硫酯键与 E1 上的泛素结合；泛素连接酶 E3 将 E2 上的泛素连接到底物上[2]。泛素，1975 年首次被发现，是由 76 个氨基酸组成的分子量约 8.5kDa 的一个热稳定蛋白，在真核细胞中高度保守。泛素具有 C 末端甘氨酸残基和第 7 个赖氨酸残基，可能有助于共价结合至蛋白底物，介导蛋白底物的特异性识别并被降解。而泛素-蛋白酶体途径中负责降解底物的是 PSM，由三个亚基组成，一个 20S 的催化核心和两个 19S 的调节亚基。UPP 是细胞内蛋白质降解的主要途径之一，可以高度选择性地清除细胞内异常聚积和错误折叠的蛋白质。有研究发现泛素-蛋白酶体功能异常与神经退行性疾病的发病关系密切，特别是与形成蛋白的异常聚积密切相关。目前研究发现 CHIP 是泛素连接酶 E3，其特异性底物是 tau 蛋白。CHIP 主要包含 2 个关键功能结构域：一个是位于氨基端的 TPR 结构域，其主要负责与分子伴侣 Hsc70（heat shock cognate 70）结合，辅助分子伴侣蛋白发挥其细胞功能，使错误折叠蛋白进行再折叠或者进入降解途径；另一个是位于 C 末端的 U-box 结构域，主要发挥其 E3 功能，负责与降解蛋白底物结合，有效连接分子伴侣和蛋白酶体，从而可通过泛素-蛋白酶体途径介导蛋白质的降解。这两种功能使得它在体内蛋白平衡方面发挥着重要作用。目前发现 CHIP 能介导异常磷酸化 tau 蛋白降解实验的证据越来越多。有研究表明，在人和鼠的脑内，CHIP 在分子伴侣协助下可以阻止 tau 蛋白的聚集；CHIP 敲除的小鼠大脑中发现磷酸化 tau 蛋白的聚集；体外实验已经证实 CHIP 可以促进 tau 蛋白的泛素化并促进 tau 蛋白的降解。上述研究提示 CHIP 参与的 UPP 在磷酸化 tau 蛋白降解过程中发挥作用。

综上所述，tau 蛋白异常磷酸化发生与其合成和降解过程发生异常有关，tau 蛋白合成过程受到蛋白激酶的磷酸化和蛋白磷酸酯酶的脱磷酸化的作用，而 tau 蛋白降解过程受 CHIP 参与的 UPP 调控，其任一发生异常都会引起 tau 蛋白的磷酸化异常聚集。

结合先期的研究结果，本项目拟采用职业流行病学现况调查，测定 CDK5、PP2A 含量，观察其在磷酸化 tau 蛋白合成中的作用；测定 CHIP、Ub、PSM 的含量，观察其在磷酸化 tau 蛋白降解中的作用；并通过多元逐步回归分析 CDK5、PP2A、CHIP、Ub、PSM 对磷酸化 tau 蛋白的影响，为预防和控制铝神经毒性的研究提供思路与线索。

11.1.1 对象与方法

11.1.1.1　研究对象

研究对象见 3.2.1 节。

11.1.1.2　实验方法

（1）tau 蛋白合成——CDK5 浓度和 PP2A 活性测定

采用 ELISA 试剂盒按其要求进行操作，测定 CDK5 浓度和 PP2A 活性。

（2）tau 蛋白降解——CHIP、Ub、PSM 浓度测定

采用 ELISA 试剂盒按其要求进行操作，测定 CHIP、Ub、PSM 浓度。

11.1.1.3　统计学方法

利用 Epidate3.0 软件建立数据库并录入数据，应用 SPSS17.0 软件进行数据处理。单因素方差分析用于多组计量资料比较，两两之间的比较采用 LSD 或 Dunnett 检验；Pearson 相关分析两正态变量的相关性；影响因素分析采用多元逐步回归法；检验水准 α=0.05。

11.1.2 结果

11.1.2.1　不同血铝水平工人 CDK5、PP2A 测定结果

经方差分析，不同血铝水平工人 CDK5、PP2A 表达不相同（$P<0.05$）；两两比

较显示，与低血铝组相比，中血铝组、高血铝组 CDK5 表达增高（$P<0.05$）；而 PP2A 表达高血铝组比低血铝组、中血铝组均明显降低（$P<0.05$）。见表 11-1。

表 11-1　不同血铝水平工人 CDK5、PP2A 测定结果（$\bar{x} \pm s$）

分组	例数（n）	CDK5/（ng/mL）	PP2A/［nmol/（mL·min）］
低血铝组	104	15.05 ± 6.27	78.57 ± 36.98
中血铝组	210	18.78 ± 4.42*	68.37 ± 33.90
高血铝组	104	19.05 ± 5.80*	49.36 ± 24.13*#

注：*表示与低血铝组相比，$P<0.05$；#表示与中血铝组相比，$P<0.05$。

11.1.2.2　不同血铝水平工人 CHIP、Ub、PSM 测定结果

经方差分析，不同血铝水平工人 CHIP、Ub、PSM 表达不相同（$P<0.05$）；两两比较显示，与低血铝组相比，中血铝组、高血铝组 CHIP、Ub、PSM 表达增高（$P<0.05$）。见表 11-2。

表 11-2　不同血铝水平工人 CHIP、Ub、PSM 测定结果（$\bar{x} \pm s$）

组别	例数（n）	CHIP/（ng/mL）	Ub/（ng/mL）	PSM/（ng/mL）
低血铝组	104	1.41 ± 0.34	33.08 ± 9.55	4.73 ± 0.38
中血铝组	210	1.57 ± 0.34*	38.03 ± 9.92*	5.04 ± 0.47*
高血铝组	104	1.63 ± 0.44*	38.98 ± 10.92*	5.10 ± 0.49*

注：*表示与低血铝组相比，$P<0.05$。

11.1.2.3　磷酸化 tau 蛋白与 CDK5、PP2A、CHIP、Ub、PSM 相关性分析

由表 11-3 可知，磷酸化 tau 蛋白与 CDK5、PP2A、CHIP、Ub、PSM 之间存在不同程度的相关性。各相关蛋白与 P-tau181 的相关程度为：Ub（0.328）＞CDK5（0.327）＞CHIP（0.282）＞PSM（0.254）＞PP2A（-0.247）；各相关蛋白与 P-tau231 的相关程度为：PP2A（-0.286）＞Ub（0.260）＞PSM（0.259）＞CDK5（0.253）＞CHIP（0.245）。CDK5、CHIP、Ub、PSM 与 P-tau181 及 P-tau231 分别呈正相关关系；PP2A 与 P-tau181 及 P-tau231 均呈负相关关系。

表 11-3　职业铝接触人群磷酸化 tau 蛋白影响因子相关系数

影响因子	CDK5	PP2A	CHIP	Ub	PSM	P-tau181	P-tau231
CDK5	1	-0.082	0.212	0.330**	0.463**	0.327**	0.253*
PP2A		1	-0.060	-0.217	-0.004	-0.247*	-0.286*
CHIP			1	0.042	0.087	0.282*	0.245*

影响因子	CDK5	PP2A	CHIP	Ub	PSM	P-tau181	P-tau231
Ub				1	0.171	0.328**	0.260*
PSM					1	0.254*	0.259*
P-tau181						1	0.380**
P-tau231							1

注：**表示双侧检验 $P<0.01$；*表示双侧检验 $P<0.05$。

11.1.2.4　磷酸化 tau 蛋白的影响因素

将研究对象的 P-tau181、P-tau231 水平分别作为因变量，CDK5、PP2A、CHIP、Ub 和 PSM 水平作为自变量，选入自变量的检验水准 $\alpha_入=0.05$，剔除变量自变量的检验水准 $\alpha_出=0.10$，进行多元逐步回归分析。经方差分析，回归方程均具有统计学意义（$P<0.01$）；P-tau181 与 Ub 和 CHIP 有正相关，P-tau231 与 PP2A 和 PSM 有相关性，其中与 PP2A 负相关。由标准化回归系数看出，PP2A 对 P-tau231 的影响比 PSM 的影响大。多元逐步回归分析结果见表 11-4。

表 11-4　职业铝接触工人磷酸化 tau 蛋白影响因子的多元逐步回归分析

变量	b	S_b	b'	t	P
P-tau181					
常数项	24.299	3.199	—	7.595	0.000
Ub	0.179	0.065	0.317	2.772	0.007
CHIP	3.908	1.660	0.269	2.354	0.022
P-tau231					
常数项	18.737	4.882	—	3.838	0.000
PP2A	−0.028	0.011	−0.285	−2.453	0.017
PSM	2.143	0.966	0.258	2.219	0.030

11.1.3 讨论

tau 蛋白磷酸化是体内多种蛋白激酶磷酸化和蛋白磷酸酶脱磷酸化两种作用动态调节的结果[3]，tau 蛋白的磷酸化和脱磷酸化作用平衡是维持微管稳定性的关键调控因素，所以蛋白激酶和蛋白磷酸酶的调节紊乱可能是导致 tau 蛋白异常过度磷酸化的重要原因。其中，CDK5 和 PP2A 在 tau 蛋白磷酸化过程中起重要作用。

CDK5 是一种分子量为 33kDa 的脯氨酸介导的丝氨酸-苏氨酸蛋白激酶，其在物种间高度保守，它的表达在神经系统占主导地位[4]，可催化 tau 蛋白等多种微管相关蛋白的磷酸化。在体外，CDK5 磷酸化的 tau 蛋白与微管的结合及促微管组装的生物学活性降低。Liu 认为 CDK5 能促进 tau 蛋白磷酸化，导致细胞骨架破坏、形态变性和凋亡的激活。有研究表明，CDK5 表达异常可导致 tau 蛋白异常过度磷酸化从而引起神经系统功能障碍并可能触发神经退行性疾病。另外在动物实验及细胞水平也发现 CDK5 的过度表达引起 tau 蛋白过度磷酸化，CDK5 的过度表达和 tau 的过度磷酸化之间存在正相关关系。不同于蛋白激酶，蛋白磷酸酶通常具有广泛的底物特异性。然而研究发现，PP2A 是迄今为止最重要的 tau 蛋白磷酸酶。PP2A 是一种高度保守的丝氨酸-苏氨酸蛋白酯酶，它是一个多聚体酶，由含有一个二聚化的核心酶构成的催化单位（C 亚基）和一个或两个调节亚基（A 亚基或 B 亚基）组成。PP2A 在 tau 蛋白异常磷酸化的发生过程起着至关重要的作用[5]，它负责人脑中 71% 的 tau 蛋白的磷酸化。老年痴呆患者脑中 tau 蛋白异常磷酸化的一个原因就是 PP2A 活性下降。有研究通过人神经母细胞体外模型发现 PP2A 调控异常可能导致 tau 蛋白过度磷酸化；也有动物实验，通过幼鼠脑染毒，抑制 PP2A 活性，发现诱发 tau 蛋白过度磷酸化及神经纤维病变。那么铝导致的 tau 蛋白磷酸化是否与 CDK5 及 PP2A 蛋白有关呢？有研究发现慢性铝暴露大鼠脑内磷酸化 tau 蛋白含量及 CDK5 明显高于正常对照组；随后以磷酸化 tau 蛋白含量为因变量，CDK5 含量为自变量，进行相关分析，显示慢性铝暴露大鼠脑内 CDK5 表达与磷酸化 tau 蛋白含量呈正相关，表明随着 CDK5 表达增加，大鼠脑内磷酸化 tau 蛋白含量增高。之前的研究通过 SH-SY5Y 细胞培养发现随着氯化铝作用浓度增加，CDK5 的含量明显升高，并通过干预实验更加说明了 CDK5 参与了铝诱导 tau 蛋白过度磷酸化的过程。而染毒细胞 PP2A 含量测定显示：随着染铝剂量的增加，细胞 PP2A 含量逐渐降低，并表明铝致 tau 蛋白异常磷酸化作用与 PP2A 活性受到抑制密切相关。国内外关于职业铝接触人群中 CDK5 和 PP2A 的作用机制及调控研究较少。本研究观察到随着血铝水平增高，CDK5 表达增高，PP2A 表达随着血铝浓度增高而降低，提示铝可能影响 CDK5 和 PP2A 的表达；后应用 Pearson 相关分析发现，CDK5 与磷酸化 tau 蛋白存在正相关，PP2A 与之存在负相关，说明职业铝接触引起的 tau 蛋白磷酸化可能与 CDK5、PP2A 的表达变化有关。这与上述文献结果一致。提示我们，CDK5 和 PP2A 作为 tau 蛋白磷酸化重要的蛋白激酶和蛋白磷酸酯酶，在职业铝接触引起的 tau 蛋白磷酸化过程中起着重要的作用。

tau 蛋白过度磷酸化不仅受蛋白激酶和蛋白磷酸酯酶的影响，而且磷酸化 tau 蛋白降解途径——UPP 也对其产生调控作用。UPP 是调节细胞内蛋白质水平以及消除异常、错误折叠和突变蛋白质的主要细胞内机制，是细胞内蛋白质量控制的重要部分。底物蛋白通过赖氨酸残基与泛素共价结合，多泛素化底物蛋白靶向 26S 蛋白酶体，被降解成 3~24 个氨基酸的小片段。泛素是一个分子量约 8.5kDa 含有 76 个氨基酸残基的高度保守蛋白,蛋白酶体是由 2 个 19S 调节亚单位和 1 个 20S 催化亚单位组成的桶状结构[6]。蛋白底物被蛋白酶体降解的识别信号是泛素链与蛋白底物相结合。E3 泛素连接酶是 UPP 级联反应中的关键酶,对于底物特异性至关重要。E3 在底物选择中扮演重要角色,而且无论是它的催化活性还是底物相互作用的调节在 UPP 中都是非常重要的[2]。有研究发现泛素-蛋白酶体功能异常与神经退行性疾病的发病关系密切,特别是与形成蛋白的异常聚积密切相关。那么 UPP 是否参与了 tau 蛋白的过度磷酸化及异常聚集? CHIP 是最近发现的泛素连接酶 E3,其特异性底物是 tau 蛋白。有研究在人和鼠的脑中对 CHIP 进行定量分析,发现与正常组相比,老年痴呆患者 CHIP 水平增加;敲除 CHIP 的小鼠体内不溶性 tau 蛋白聚集增加。免疫组织化学研究发现 CHIP 与 tau 病变共定位在神经元和神经胶质。Hatakeyama等认为 CHIP 是 tau 蛋白的泛素连接酶 E3,而且在体内 CHIP 的过表达增加 tau 蛋白的泛素化。AD 患者脑中特定结构泛素蛋白的聚集早在 30 多年前首次被观察到,事实上,泛素能够与神经原纤维缠结中的不溶性蛋白结合[2]。Zhang 等 2005 年首次报道磷酸化 tau 蛋白或未磷酸化 tau 蛋白以泛素-ATP 依赖方式被蛋白酶体降解,表明 UPP 的异常能够促进 tau 蛋白的聚集。上述研究均说明磷酸化 tau 蛋白的降解与泛素蛋白酶体途径有关。那么铝导致的 tau 蛋白异常磷酸化是否也与 UPP 有关呢? 已经证实高度磷酸化 tau 蛋白是老年痴呆的主要病理特征神经原纤维缠结的主要成分,而有研究通过铝染毒兔子,发现蛋白酶体可能参与神经原纤维缠结的形成,因为含有这些神经原纤维缠结的脊髓运动神经元细胞质对泛素有强烈免疫反应。也有免疫组化实验,发现与对照组相比,铝染毒兔脊髓运动神经元内 20S 蛋白酶体免疫反应的强度显著增加;蛋白酶体活性与对照相比也显著增加;而蛋白酶体活性的增加可能是由于铝中毒反应的诱导,或者是随着神经纤维蛋白的聚集产生的蛋白酶体活性上调;Noriyuki Kimura 认为蛋白酶体可以防止神经纤维蛋白的聚集。用铝盐皮下注射染毒兔子发现泛素表达增高;有研究利用三氯化铝给兔子染毒,结果发现在染毒的 156 天泛素-蛋白复合物免疫反应阳性;再利用麦芽酚铝染毒兔子模型,出现磷酸化 tau 蛋白,同时发现脑组织中泛素表达增高。根据上述推测,UPP 可能调控铝致 tau 蛋白的磷酸化及神经毒性。本研究以职业铝接触工人作为研究对象,结果显示随着血铝水平增高,工人淋巴细胞 CHIP、Ub、PSM 表达增高。进一步通过 Pearson 相关分析显示磷酸化 tau 蛋白与 CHIP、Ub、蛋白酶体之间均呈正相关关系。提示我们泛素蛋白酶体途径可能对铝致 tau 蛋白磷酸化有影响。

通过以上研究,我们发现 CDK5 和 PP2A 表达变化与职业铝接触工人 tau 蛋白磷酸化有关,而且泛素蛋白酶体途径可能对 tau 蛋白磷酸化有影响,那么在合成和降解途径共同存在的情况下,为了准确说明它们对铝致 tau 蛋白磷酸化的影响及作用,进一步对它们进行多元逐步回归分析,P-tau181 与 Ub 和 CHIP 有线性回归关系;P-tau231 与 PP2A 和蛋白酶体有相关性,其中与 PP2A 负相关,PP2A 对 P-tau231

的影响比蛋白酶体的大。表明在职业铝接触引起 tau 蛋白磷酸化过程中，CHIP、Ub 及蛋白酶体水平增高，而 PP2A 水平下降，提示 CHIP 参与的泛素蛋白酶体途径以及 PP2A 对铝致 tau 蛋白磷酸化有影响。

本研究揭示了职业铝接触引起的 tau 蛋白磷酸化可能受到 CHIP 参与的泛素蛋白酶体途径以及 PP2A 的作用及影响，但因人群研究的局限性，仍有待开展后续的体外实验来全面探索铝致 tau 蛋白过度磷酸化的具体作用机制以及在铝的神经毒性作用中的因果关系，揭示可以反映职业铝接触工人认知下降过程中的重要生物标志物。

11.2 铝致细胞 tau 蛋白合成异常的调控作用

Al 是自然界中最常见的元素之一，长期铝暴露可使铝在脑、肝、肾、骨、肺等组织中蓄积并产生严重危害。神经系统是铝作用的主要靶器官之一，铝通过血脑屏障进入脑组织，也可通过嗅神经-嗅球直接进入脑组织，并在脑组织中蓄积，使人记忆力下降、神志不清、行动不协调，产生严重的神经毒性。铝致神经毒性的机制目前有氧化应激学说、Aβ 沉淀学说、tau 蛋白异常聚集学说等等。但是在这些学说中 tau 蛋白异常聚集发生在铝神经毒性的早期。前期人群研究、动物实验均发现铝可以导致 tau 蛋白异常磷酸化。Singer 等在兔神经元发现，磷酸化 tau 蛋白是铝诱发 NFTs 的重要成分。Jones 等对大鼠皮质神经元染铝后观察到 tau 蛋白构象发生改变。这些研究均表明铝的神经毒性可能与异常过度磷酸化的 tau 蛋白有关，从而导致神经毒性。

tau 蛋白为 MAP 中含量最高的一种，主要存在于神经元的轴突。人的 tau 蛋白基因位于 17 号染色体长臂，由于 tau 蛋白 mRNA 剪辑方式不同，正常成人脑中可表达出 6 种亚型[7]。在正常生理情况下，tau 蛋白可以与微管蛋白结合促进其聚合组装形成微管，调节组装后微管的动态稳定，在维持神经元的完整性和轴突运输中起重要作用[8, 9]。异常过度磷酸化 tau 蛋白的聚集可组装成 PHFs，最终形成 NFTs[9, 10]，使其与微管的亲和力降低，结合减少，从而降低微管的结构稳定性，导致微管解聚，破坏正常的细胞骨架，导致神经元死亡。

但是到目前为止，铝导致 tau 蛋白过度磷酸化及其形成 NFTs 的机制尚未完全阐明。tau 蛋白的异常磷酸化与蛋白激酶和磷酸酯酶的活性密切相关，导致其生成增多。GSK-3β 和 PP2A 是 tau 蛋白磷酸化合成过程中非常关键的蛋白激酶和蛋白磷酸酶。GSK-3 是一种丝氨酸/苏氨酸激酶，由 2 个不同基因编码α和β亚单位组成，其中 GSK-3β是 tau 蛋白正常或异常磷酸化过程中的关键激酶[11]，AD 患者脑中前额皮层、内嗅区皮层的 GSK-3β明显升高，并且在 AD 患者脑中 GSK-3β活性上调。研究发现，GSK-3β过度表达的小鼠海马内 LTP 生成减少，tau 蛋白过度磷酸化，并且大量神经元凋亡；GSK-3β在 tau 蛋白 P-tau231、P-tau396 等位点的磷酸化中起关键作用。PP2A 是一种非常重要的丝氨酸/苏氨酸磷酸酯酶，由结构亚基 A、调节亚基 B 和催化亚基 C 组成，A 亚基与 C 亚基先结合形成核心酶，然后再与各种 B 亚基组成异源三聚体 PP2A 全酶[12,13]。它在细胞生理学中的作用主要包括：调节细胞周期、增殖与死亡，调节细胞骨架动力学，调节细胞迁移和各种信号转导通路[12,14,15]。PP2A 是 tau 蛋白去磷酸化的最重要的磷酸酯酶，占有 70%以上的 tau 磷酸酯酶活性，是目前已知的可使磷酸化的 tau 蛋白去磷酸化活力最强的磷酸酯酶。Zhao 等人研究发现，铝可以上调 GSK-3β的表达，下调 PP2A 的表达，从而使 tau 蛋白异常磷酸化。朱敬丽等人通过三氯化铝染毒 SH-SY5Y 细胞也发现铝可使 GSK-3β活性上调。

本研究拟采用 AlCl₃染毒小鼠源性神经母细胞瘤细胞（N2a）和人源性神经母细胞瘤细胞（SH-SY5Y），探讨 GSK-3β和 PP2A 参与 AlCl₃致 tau 蛋白合成异常磷酸化的具体调控机制。

11.2.1 细胞株

小鼠源性神经母细胞瘤细胞（N2a）购自中国科学院上海生命科学研究院细胞资源中心，人源性神经母细胞瘤细胞（SH-SY5Y）购自中国医学科学院基础医学研究所细胞中心。

11.2.2 实验方法

11.2.2.1 细胞传代培养和实验分组

小鼠神经母细胞瘤细胞株 N2a 细胞采用 MEM/EBSS 培养基（含体积分数为 10%胎牛血清、1%青链霉素混合液），置于 37℃、5%CO₂ 培养箱中培养，按 1∶4 比例传代，每 3d 传代一次。

人源性神经母细胞瘤细胞株 SH-SY5Y 细胞采用高糖 DMEM 培养基（含体积分数为 15%胎牛血清、1%青链霉素混合液），置于 37℃、5%CO₂ 培养箱中培养，按 1∶3 比例传代，每 4d 传代一次。

染毒分组为：对照组、0.5mmol/L Al³⁺组（低剂量组）、1mmol/L Al³⁺组（中剂量组）、2mmol/L Al³⁺组（高剂量组）。每个剂量组设置 3 个复孔。染毒干预后继续培养 48h，然后收集细胞进行后续实验。

11.2.2.2　CCK-8 测定细胞活力

按照 CCK-8 试剂盒说明书进行操作。

11.2.2.3　GSK-3β和 PP2A 的测定

染毒干预 48h 结束后，除去培养基，使用 D-hanks 液洗涤细胞 3 次。用细胞刮收集细胞至离心管，以 1000r/min 的转速离心 5min，弃上清。加入细胞裂解液，将细胞转入 1.5mL Ep 管，样品处理完毕即测。按照 ELISA 试剂盒说明书进行操作。

11.2.2.4　tau 蛋白及各磷酸化位点的测定

见第 10 章 10.1节。

11.2.2.5　统计学分析

采用 SPSS22.0 统计软件进行统计学处理，数据以 $\bar{x} \pm s$ 表示，多组均数比较采用单因素方差分析，两两比较根据方差齐性检验选择不同的统计学方法，方差齐采用 LSD 检验，方差不齐采用 Dunnett 检验。检验水准 α=0.05。

11.2.3 结果

11.2.3.1　AlCl₃ 对两种细胞株 GSK-3β 蛋白表达的影响

（1）AlCl₃ 对 N2a 细胞 GSK-3β蛋白表达的影响

ELISA 检测结果显示：随着染铝剂量的增加，N2a 细胞 GSK-3β蛋白表达没有明显变化。与对照组相比，各剂量组 GSK-3β蛋白表达变化没有差异（P>0.05）。见表 11-5。

表 11-5　AlCl₃ 对 N2a 细胞 GSK-3β蛋白表达的影响（ $\bar{x} \pm s$ ， n=9 ）

分组	GSK-3 β /（ng/mL）
对照组	36.35 ± 0.75
低剂量组	36.56 ± 1.85
中剂量组	37.38 ± 3.92
高剂量组	37.99 ± 1.38

（2）AlCl₃ 对 SH-SY5Y 细胞 GSK-3β蛋白表达的影响

ELISA 检测结果显示：随着染铝剂量的增加，SH-SY5Y 细胞 GSK-3β蛋白表达水平呈现升高趋势。与对照组相比，中、高剂量组 GSK-3β蛋白表达升高有统计学意义（P<0.01）。见表 11-6。

表 11-6　AlCl₃ 对 SH-SY5Y 细胞 GSK-3β蛋白表达的影响（$\bar{x} \pm s$，n=9）

分组	GSK-3β/（ng/mL）
对照组	41.40 ± 1.45
低剂量组	41.95 ± 1.72
中剂量组	47.47 ± 1.83#
高剂量组	50.71 ± 3.24#

注：#表示与对照组相比，$P<0.01$。

11.2.3.2　AlCl₃ 对两种细胞株 PP2A 蛋白表达的影响

（1）AlCl₃ 对 N2a 细胞 PP2A 蛋白表达的影响

ELISA 检测结果显示：随着染铝剂量的增加，N2a 细胞 PP2A 蛋白表达水平呈现下降趋势。与对照组相比，高剂量组 PP2A 蛋白表达降低有统计学意义（$P<0.05$）。见表 11-7。

表 11-7　不同浓度 AlCl₃ 对 N2a 细胞 PP2A 蛋白表达的影响（$\bar{x} \pm s$，n=9）

分组	PP2A/（ng/mL）
对照组	287.12 ± 14.80
低剂量组	273.24 ± 16.93
中剂量组	268.83 ± 14.23
高剂量组	230.79 ± 14.96#

注：#表示与对照组相比，$P<0.05$。

（2）AlCl₃ 对 SH-SY5Y 细胞 PP2A 蛋白表达的影响

ELISA 检测结果显示：随着染铝剂量的增加，SH-SY5Y 细胞 PP2A 蛋白表达水平呈现下降趋势。与对照组相比，中、高剂量组 PP2A 蛋白表达降低有统计学意义（$P<0.05$）。见表 11-8。

表 11-8　不同浓度 AlCl₃ 对 SH-SY5Y 细胞 PP2A 蛋白表达的影响（$\bar{x} \pm s$，n=9）

分组	PP2A/（pg/mL）
对照组	14801.80 ± 385.04
低剂量组	14028.75 ± 1411.06
中剂量组	12802.75 ± 493.97*
高剂量组	11423.87 ± 774.52#

注：与对照组相比，*表示 $P<0.05$，#表示 $P<0.01$。

11.2.4 讨论

tau 蛋白的正常磷酸化是体内多种蛋白激酶和蛋白磷酸酶动态平衡的结果。既然铝可以引起 tau 蛋白异常磷酸化，而且 tau 蛋白磷酸化程度是体内多种蛋白激酶的磷酸化和蛋白磷酸酶去磷酸化两种作用平衡的结果，那么其机制是否与铝影响了蛋白激酶与蛋白磷酸酶的表达，从而破坏了 tau 蛋白的磷酸化和去磷酸化之间的平衡有关呢？tau 蛋白磷酸化和去磷酸化之间的平衡是维持微管稳定性的关键调控因素，所以蛋白激酶和蛋白磷酸酶的平衡紊乱可能是导致 tau 蛋白异常过度磷酸化的重要原因。

有研究表明，蛋白激酶 GSK-3β 和蛋白磷酸酶 PP2A 对 tau 蛋白异常磷酸化的发生起着至关重要的作用。有研究表明，过度表达 GSK-3β 的转基因鼠脑中，tau 蛋白高度磷酸化，从而影响神经元的形态与功能。Baum 等对 B103 细胞的研究提示，激活 GSK-3β 较 MAPK 更能有效引起 tau 蛋白磷酸化。PP2A 是目前已知去 tau 蛋白磷酸化活力最强的磷酸酯酶[16]。在 AD 患者脑中，PP2A 的活性明显降低，导致 tau 蛋白过度磷酸化[16, 17]。PP2A 以不同的效率催化 tau 蛋白多个位点的去磷酸化，在体外实验或体内抑制 PP2A 的活性可引起 tau 多个特异性位点的异常磷酸化。

本研究采用不同浓度 AlCl₃ 对 N2a 细胞和 SH-SY5Y 细胞进行染毒处理，用 ELISA 法检测 GSK-3β 和 PP2A 含量的改变。结果显示：随着染铝剂量的增加，N2a 细胞各剂量组之间 GSK-3β 含量变化没有明显差异，高剂量组 PP2A 的含量明显低于对照组，说明 AlCl₃ 对 N2a 细胞 GSK-3β 表达影响不明显，N2a 细胞 tau 蛋白异常磷酸化可能与 AlCl₃ 使 N2a 细胞 PP2A 表达量减少有关，由此我们推测 AlCl₃ 致 N2a 细胞 tau 蛋白异常磷酸化合成主要受 PP2A 的调控。SH-SY5Y 细胞中、高剂量组 GSK-3β 的含量明显高于对照组，并且中、高剂量组 PP2A 的含量明显低于对照组，此结果与路小婷、Singla、Zhao 等人的研究结果一致。说明 AlCl₃ 可能通过影响 SH-SY5Y 细胞 GSK-3β 和 PP2A 的表达量使 tau 蛋白异常磷酸化合成增多，由此可以看出 AlCl₃ 致 SH-SY5Y 细胞 tau 蛋白异常磷酸化受 GSK-3β 和 PP2A 的共同调控。以上结果提示，不同种属来源的细胞 tau 蛋白异常磷酸化合成受不同蛋白激酶和蛋白磷酸酶的调控。N2a 细胞 tau 蛋白异常磷酸化合成主要受 PP2A 的调控，而 SH-SY5Y 细胞受 GSK-3β 和 PP2A 的共同调节。

11.3 铝致细胞 tau 蛋白降解异常的调控作用

蛋白酶体降解通路的调控对 tau 蛋白的异常磷酸化也是非常关键的环节。在正常生理条件下，细胞内可溶性 tau 蛋白主要由 UPP 降解，磷酸化的 tau 蛋白通过泛素连接酶 E3 被泛素化后进入经典的 UPS 降解方式。UPP 的主要生物学功能是有效地调节细胞内蛋白水平，降解胞质和胞核内受损、错误折叠和突变的蛋白，从而确保细胞内蛋白的质量，维持细胞的正常生理状态及功能[18]。但是，当环境毒素、遗传原因及老龄化等病理因素抑制或下调 UPP 活性及功能时，细胞内 tau 蛋白的降解将会发生障碍，在 tau 蛋白相关疾病中发现蛋白酶体活性明显降低，tau 蛋白异常磷酸化聚集形成 NFTs[19]。最近的研究发现，CHIP 是 tau 蛋白特异性的泛素连接酶 E3，其介导 Hsp70 和蛋白酶体降解系统间的连接，在培养的细胞中，可以催化 tau 蛋白泛素化，调节 tau 蛋白的降解。

CHIP 由 303 个氨基酸组成，分子量约 35kDa，CHIP 结构中含有两个关键结构域：一个是位于 N 末端的 3 个 TPR 结构域，介导蛋白与蛋白之间的相互作用，特别是一些热休克蛋白家族中的共分子伴侣（如 Hip、Hop 和亲环蛋白）通过 TPR 结构域与 Hsp70 结合，在细胞中发挥分子伴侣功能；另一个是位于 C 末端的高度保守的 U-Box 结构域，主要负责与降解底物结合，从而发挥其泛素连接酶功能。CHIP 与 tau 蛋白的微管结合重复区相关联，并且对含有四个重复区的 tau 蛋白优先进行泛素化[20]。研究提示，最初 Hsp40、Hsc70/Hsp70 和 Hsp90 与突变或特异位点磷酸化的 tau 蛋白形成复合物，并随后招募蛋白质磷酸酶促进其去磷酸化和重新折叠。然而，上述过程被破坏，复合物将与 CHIP 结合，使 tau 蛋白发生多聚泛素化并引发蛋白酶体降解[21-23]。最近有学者观察到，CHIP 并不识别在正常丝氨酸中磷酸化的 tau 蛋白，仅结合突变蛋白和在脯氨酸介导的丝氨酸/苏氨酸位点磷酸化的 tau 蛋白。有研究表明，用铝盐皮下注射染毒兔子发现泛素表达增高；再利用麦芽酚铝染毒兔子模型，出现磷酸化 tau 蛋白，同时发现脑组织中泛素表达增高。

本研究拟采用不同浓度 AlCl₃ 染毒 N2a 和 SH-SY5Y，检测 UPP 中关键因子的变化，并用蛋白酶体抑制剂 MG132 处理细胞，探究 UPP 调控铝致 N2a 细胞和 SH-SY5Y 细胞 tau 蛋白磷酸化的机制，为课题组进行更深入的研究提供思路与线索。

11.3.1 细胞株

细胞株见 11.2.1 节。

11.3.2 实验方法

11.3.2.1 细胞培养

细胞培养见 11.2.2.1 节。

11.3.2.2 细胞染毒

细胞染毒见 11.2.2.1 节。

11.3.2.3 MG132 处理

取细胞形态良好的对数生长期细胞，用质量分数为 0.25% 的胰酶-EDTA 消化细胞制成细胞悬液后，接种于 6 孔板，待贴壁生长至对数期时进行染毒。实验分组为：

对照组、MG132 抑制剂组、1mmol/L Al³⁺组、MG132 抑制剂+1mmol/L Al³⁺组。抑制剂处理组先用 5μmmol/L MG132 蛋白酶体抑制剂处理 6h，然后换完全培养基培养 24h，MG132 抑制剂+1mmol/L Al³⁺组先用 5μmmol/L MG132 蛋白酶体抑制剂处理 6h，然后换成浓度为 1mmol/L Al³⁺的完全培养基培养 24h。每个剂量组设置 3 个复孔。

11.3.2.4　总蛋白的提取

总蛋白的提取见 10.1.1.2 节。

11.3.2.5　BCA 总蛋白定量

实验方法见 8.1.1.2 节。

11.3.2.6　Western blot

实验方法见 8.1.1.2 节。

11.3.2.7　泛素浓度测定

采用 ELISA 试剂盒按其操作说明进行测定。

11.3.2.8　统计学方法

用 SPSS 22.0 统计软件对数据进行分析。实验数据以 $\bar{x} \pm s$ 表示，不同组间比较采用单因素方差分析，多组间两两比较采用 LSD 法。以 α=0.05 为检验水准。

11.3.3 结果

11.3.3.1　AlCl₃ 对两种细胞株 UPP 中 Ub、CHIP、Hsp70 表达的影响

（1）AlCl₃ 对 N2a 细胞 UPP 中 Ub、CHIP、Hsp70 蛋白表达的影响

N2a 细胞 Ub、CHIP、Hsp70 蛋白表达结果显示：随着染铝剂量的增加，Ub、CHIP、Hsp70 蛋白表达水平呈现升高趋势，与对照组相比，中、高剂量组 Ub、CHIP、Hsp70 蛋白表达升高有统计学差异（$P<0.01$）（见表 11-9，图 11-1）。

表 11-9　AlCl₃ 对 N2a 细胞 Ub 蛋白表达的影响（$\bar{x} \pm s$，n=9）

组别	Ub/（pg/mL）
对照组	2174.20 ± 72.88
低剂量组	2479.49 ± 245.21
中剂量组	2576.73 ± 197.60*
高剂量组	2696.88 ± 181.24#

注：与对照组相比，*表示 $P<0.05$，#表示 $P<0.01$。

（2）AlCl₃ 对 SH-SY5Y 细胞 UPP 中 Ub、CHIP、Hsp70 蛋白表达的影响

Ub、CHIP、Hsp70 蛋白表达结果显示：随着染铝剂量的增加，Ub、CHIP、Hsp70

蛋白表达水平呈现升高趋势，中、高剂量组 Ub、CHIP、Hsp70 蛋白表达升高与对照组相比均有统计学差异（$P<0.01$）（见表 11-10，图 11-2）。

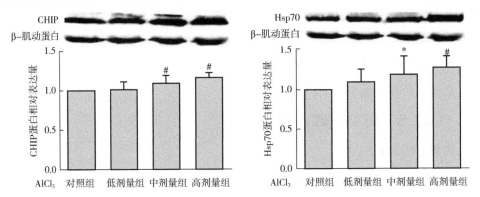

图 11-1 AlCl$_3$ 对 N2a 细胞 CHIP 和 Hsp70 蛋白表达的影响

与对照组相比，*表示 $P<0.05$，#表示 $P<0.01$

表 11-10 AlCl$_3$ 对 SH-SY5Y 细胞 Ub 蛋白表达的影响（$\overline{x}\pm s$，$n=9$）

分组	Ub/（pg/mL）
对照组	1552.51 ± 22.21
低剂量组	1641.73 ± 32.65
中剂量组	1876.47 ± 59.90#
高剂量组	2031.54 ± 91.76#

注：#表示与对照组相比，$P<0.01$。

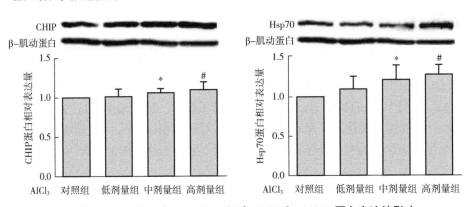

图 11-2 AlCl$_3$ 对 SH-SY5Y 细胞 CHIP 和 Hsp70 蛋白表达的影响

与对照组相比，*表示 $P<0.05$，#表示 $P<0.01$

11.3.3.2 蛋白酶体抑制剂 MG132 处理对两种细胞株总 tau 及磷酸化 tau 蛋白表达的影响

（1）MG132 干预 AlCl$_3$ 对 N2a 细胞总 tau 及磷酸化 tau 蛋白的表达

MG132 处理后，N2a 细胞总 tau 及磷酸化位点蛋白表达的结果显示：与对照组相比,5μmol/L MG132 组 tau5、P-tau231、P-tau262、P-tau396 表达显著增高($P<0.05$)。与 1mmol/L Al³⁺组相比, 5μmol/L MG132+1mmol/L Al³⁺组 tau5、P-tau262、P-tau396 表达显著增高($P<0.05$)。见图 11-3。

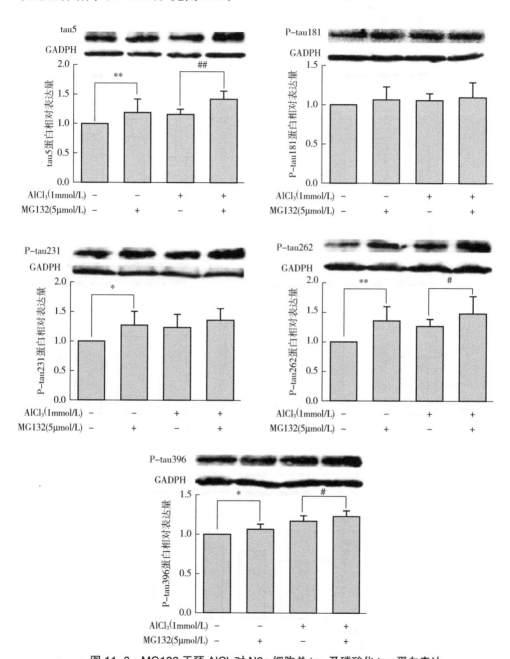

图 11-3 MG132 干预 AlCl₃对 N2a 细胞总 tau 及磷酸化 tau 蛋白表达

与对照组相比,*表示 $P<0.05$,**表示 $P<0.01$;与 1mmol/L Al³⁺组相比,#表示 $P<0.05$,##表示 $P<0.01$

（2）MG132 干预 AlCl₃ 对 SH-SY5Y 细胞总 tau 及磷酸化 tau 蛋白的表达

MG132 处理后，SH-SY5Y 细胞总 tau 及磷酸化位点蛋白表达的结果显示：5μmol/L MG132+1mmol/L Al³⁺组 tau5、P-tau231、P-tau396 表达显著高于 1mmol/L Al³⁺组（$P<0.05$）。5μmol/L MG132 组 P-tau181、P-tau231、P-tau396 表达显著高于对照组（$P<0.05$）。见图 11-4。

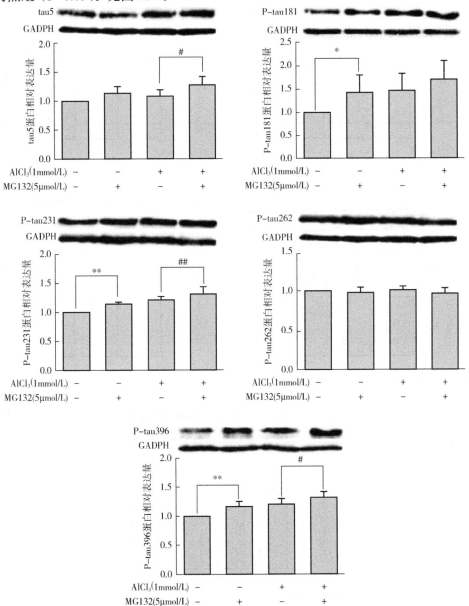

图 11-4　MG132 干预 AlCl₃ 致 SH-SY5Y 细胞总 tau 及磷酸化 tau 蛋白表达异常

与对照组相比，*表示 $P<0.05$，**表示 $P<0.01$；与 1mmol/L Al³⁺组相比，#表示 $P<0.05$，##表示 $P<0.01$

11.3.3.3 蛋白酶体抑制剂 MG132 对两种细胞株泛素蛋白酶体途径中 Ub、CHIP、Hsp70 蛋白表达的影响

（1）MG132 对 N2a 细胞泛素蛋白酶体途径中 Ub、CHIP、Hsp70 蛋白表达的影响

MG132 处理后，N2a 细胞 Ub、CHIP、Hsp70 蛋白表达的结果显示：与对照组相比，5μmol/L MG132 组 Hsp70 蛋白表达显著增高（$P<0.05$）。与 1mmol/L Al^{3+}组相比，5μmol/L MG132+1mmol/L Al^{3+}组 Ub、CHIP、Hsp70 蛋白表达显著增高（$P<0.05$）。见图 11-5、图 11-6。

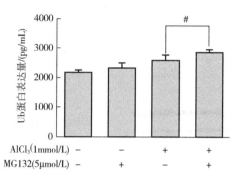

图 11-5　MG132 干预 AlCl$_3$ 对 N2a 细胞 Ub 蛋白表达的影响

与 1mmol/L Al^{3+}组相比，#表示 $P<0.05$

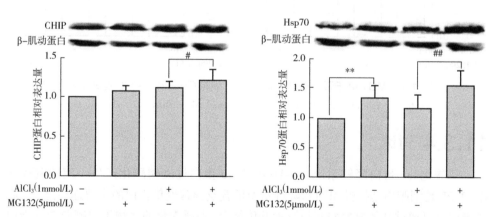

图 11-6　MG132 干预 AlCl$_3$ 对 N2a 细胞 CHIP 和 Hsp70 蛋白表达的影响

与对照组相比，**表示 $P<0.01$；与 1mmol/L Al^{3+}组相比，#表示 $P<0.05$，##表示 $P<0.01$

（2）MG132 干预 AlCl$_3$ 对 SH-SY5Y 细胞 Ub、CHIP、Hsp70 蛋白的表达

MG132 处理后，SH-SY5Y 细胞 Ub、CHIP、Hsp70 蛋白表达的结果显示：与

1mmol/L Al³⁺组相比，5μmol/L MG132+1mmol/L Al³⁺组 Ub、CHIP、Hsp70 蛋白表达显著增高（$P<0.05$）。与对照组相比，5μmol/L MG132 组 CHIP、Hsp70 蛋白表达显著增高（$P<0.05$）。见图 11-7、图 11-8。

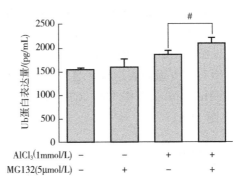

图 11-7　MG132 干预 AlCl₃ 对 SH-SY5Y 细胞 Ub 蛋白表达的影响

与 1mmol/L Al³⁺组相比，#表示 $P<0.05$

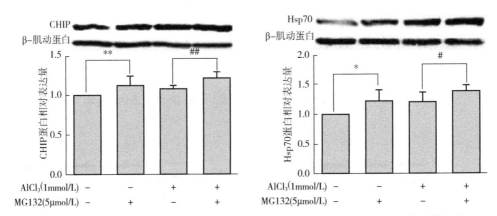

图 11-8　MG132 干预 AlCl₃ 对 SH-SY5Y 细胞 CHIP 和 Hsp70 蛋白表达的影响

与对照组相比，*表示 $P<0.05$，**表示 $P<0.01$；与 1mmol/L Al³⁺组相比，#表示 $P<0.05$，##表示 $P<0.01$

11.3.4 讨论

磷酸化 tau 蛋白降解系统——UPP 对 tau 蛋白过度磷酸化产生一定的调控作用。UPP 是细胞内选择性识别和降解错误折叠及异常聚集蛋白的主要途径之一。底物蛋白可以通过其赖氨酸残基与泛素共价结合，多泛素化的底物蛋白靶向 26S 蛋白酶体，最终被降解成小片段的氨基酸。泛素是一个含有 76 个氨基酸残基的高度保守蛋白，蛋白酶体是由 2 个 19S 调节亚单位和 1 个 20S 催化亚单位组成的桶状结构[24]。2005 年 Zhang 等首次报道磷酸化 tau 蛋白或未磷酸化 tau 蛋白以泛素-ATP 依赖方式被蛋白酶体降解，表明 UPP 功能异常可能促进 tau 蛋白的聚集。泛素链与蛋白底物结合后发出信号，即可被蛋白酶体识别而降解，其中泛素连接酶 E3 是 UPP 的关键酶。CHIP 是最近发现的泛素连接酶 E3，其特异性底物是 tau 蛋白，在体内 CHIP 的过表达可增加 tau 的泛素化。上述研究均提示，磷酸化 tau 蛋白的降解与 UPP 密切相关，其中 CHIP 可能发挥了重要功能。CHIP 可以和 Hsp70 相互作用并抑制 Hsp70 的活性[25]，而 Hsp70 是 CHIP 泛素化 tau 蛋白必需的共分子伴侣，因为 Hsp70 可以识别磷酸化的 tau 蛋白并且把其呈递给 CHIP[26]。Hsp70 与 tau 蛋白相结合，可降低 tau 蛋白的稳定水平，选择性减少不溶性及过度异常磷酸化的 tau 蛋白种类。本研究通过检测 UPP 中两个重要分子 CHIP 和 Hsp70 及 Ub 的表达，观察 UPP 是否参与调控铝导致的 tau 蛋白异常磷酸化。结果发现，随着染铝剂量的增加，两种细胞 Ub 含量、CHIP 和 Hsp70 的蛋白表达水平呈现升高趋势，中、高剂量组 Ub 和两种蛋白含量表达升高与对照组相比均有统计学差异。有研究表明，用铝盐皮下注射染毒兔子发现泛素表达增高；再利用麦芽酚铝染毒兔子模型，出现磷酸化 tau 蛋白，同时发现脑组织中泛素表达增高。本研究结果与上述研究结果一致，并说明 CHIP 和 Hsp70 参与的 UPP 可能调控三氯化铝致 N2a 细胞和 SH-SY5Y 细胞 tau 蛋白的异常磷酸化。

在 UPP 发挥高效降解蛋白的作用过程中，主要负责降解底物的是蛋白酶体。MG132 作为目前广泛使用的蛋白酶体抑制剂，能有效阻断胰凝乳蛋白酶样活性，但在其他位点的抑制效力却有一定的浓度依赖性[27]。有免疫组化实验研究发现，与对照组相比，铝染毒兔脊髓运动神经元内 20S 蛋白酶体活性与对照相比也显著增加，考虑蛋白酶体活性的增加可能是由于铝中毒反应的诱导，或者是随着神经纤维蛋白的聚集产生的蛋白酶体活性上调；Noriyuki Kimura 认为蛋白酶体可以防止神经纤维蛋白的聚集。前期研究以职业铝接触工人为研究对象，结果显示随着血铝浓度升高，蛋白酶体的表达增高。由此可知，蛋白酶体的活性可能在 UPP 参与铝致 tau 蛋白异常磷酸化的聚集中具有重要的作用。为进一步证实 UPP 与铝中毒反应之间的相互关系，本研究用蛋白酶体抑制剂 MG132 处理染铝细胞模型。结果发现：N2a 细胞 5μmol/L MG132+1mmol/L Al³⁺组 tau5、P-tau262、P-tau396 蛋白的表达高于 1mmol/L Al³⁺组；而 SH-SY5Y 细胞 5μmol/L MG132+ 1mmol/L Al³⁺组 tau5、P-tau231、P-tau396 蛋白的表达高于 1mmol/L Al³⁺组。由以上结果可以看出，两种细胞株的总 tau 蛋白表达量在蛋白酶体抑制剂 MG132 和染铝共同处理组均高于单独染铝处理组，说明 UPP 参与铝致 tau 蛋白磷酸化的降解；N2a 细胞 P-tau262、P-tau396 蛋白的表达量在蛋白酶体抑制剂 MG132 和染铝共同处理组高于单独染铝处理组，而 SH-SY5Y 细胞 P-tau231、P-tau396 在蛋白酶体抑制剂 MG132 和染铝共同处理组高于单独染铝处理组，说明 UPP 调节不同种属来源的细胞 tau 蛋白异常磷酸化存在位点特异性。

通过以上研究，我们发现 CHIP 和 Hsp70 表达变化与细胞内 tau 蛋白磷酸化有关，揭示了三氯化铝引起的 tau 蛋白磷酸化聚集可能通过 CHIP 和 Hsp70 参与的 UPP 进行调控，但 CHIP 作为一种泛素连接酶和共分子伴侣 Hsp70 在 UPP 中参与调控铝致 tau 蛋白磷酸化聚集的机制仍有待深入研究，还需后续的体外转染 CHIP 等实验来全面探索具体作用机制及与铝神经毒性作用的因果关系。

11.4 CHIP 在铝致细胞 tau 蛋白异常磷酸中的调控作用

铝能够引起 tau 蛋白异常磷酸化，但目前为止，铝导致 tau 蛋白异常磷酸化聚集机制尚未明确。课题组前期研究发现，铝可以通过 UPP 来调控 tau 蛋白异常表达。UPP 是主要的非溶酶体降解途径。UPS 是负责细胞内大多数蛋白质转化的蛋白降解系统[28]，在这个系统中需要 E1 首先激活并转移 Ub 到 E2，然后作用于与许多 E3 之一协同将 Ub 转移到目标底物上的赖氨酸残基，被降解的底物通过蛋白质赖氨酸残基的氨基端与泛素碳端之间形成肽键发生共价结合从而被泛素化[29, 30]。异常蛋白质的降解通常由 UPP 完成，前期的细胞实验和人群研究均证实铝致 tau 蛋白异常磷酸化可通过 UPP 通路完成。

细胞中受损或异常折叠的蛋白质能够通过 UPS 立即被降解，但其如何识别并选择性地清除细胞中受损蛋白的机制尚未明确，Naruhiko Sahara 等人认为热休克蛋白 70（heat shock protein70，Hsp70）CHIP 在蛋白含量调控过程中是连接 UPS 和分子伴侣体系之间的关键分子。CHIP 主要有两个结构域组成，一个是氨基端的 TPR 结构域，另一个是位于羧基端的 U-box 结构。其中 TPR 及其附近结构域与 Hsp/Hsc70 相互作用，负性调节分子伴侣的活性，CHIP 的 U-box 结构域主要发挥泛素连接酶的活性[31]。

UPP 中 CHIP 作为一种 E3 泛素连接酶能够与分子伴侣相互作用促进蛋白质的折叠并且防止其发生异常聚集，体外研究表明，CHIP 能够特异性地调控 tau 蛋白的泛素化和降解。有研究提示，AD 患者脑片中分离出的 PHF-tau 发生了多聚泛素化，泛素链作为被 UPS 识别的信号使异常磷酸化的 tau 蛋白通过 UPP 途径被降解。在 P301L tau 蛋白转基因小鼠和 AD 患者脑内，均发现 tau 蛋白聚集的数量与 CHIP 蛋白表达含量呈负相关；在体外实验中证明 Hsp70 与 CHIP 相互作用共同调控 tau 蛋白的泛素化，并将其降解，发生泛素化的 tau 蛋白是 AD 患者脑内 NFTs 的主要成分。

以上研究说明 UPP 参与异常磷酸化的 tau 蛋白泛素化和降解，其中 CHIP 发挥了重要作用。于是提出假设 CHIP 介导的 UPP 途径参与调控了铝导致的 tau 蛋白的异常磷酸化。前期研究结果显示，N2a 细胞中随氯化铝染毒浓度升高，CHIP 和 Hsp70 蛋白表达量增加，人群研究也同样说明长期职业铝接触引起的工人体内 tau 蛋白异常磷酸化的过程中 CHIP 和 Ub 的表达量增加，N2a 细胞经蛋白酶体抑制剂 MG132 和 $AlCl_3$ 共同处理后，tau 蛋白的表达高于 $AlCl_3$ 组，因此我们推测 UPP 通路调控 $AlCl_3$ 导致的 tau 蛋白异常磷酸化的作用可能与 CHIP 密切相关。

大量研究提示铝可通过血脑屏障进入脑组织，产生神经毒性，最终导致神经纤维退行性改变。在动物实验中发现，长期染铝动物脑内出现 NFTs，NFTs 中 tau 蛋白免疫反应为阳性，提示铝可能会引起蛋白异常磷酸化。tau 蛋白是一种微管相关蛋白，在正常情况下，负责维持微管稳定性，及促进微管的形成。高度磷酸化 tau 蛋白影响它与微管蛋白的结合能力，使微管稳定性下降，从而导致其异常聚集形成 PHF[32]。机体内错误表达蛋白通常由 Hsc/Hsp70 和 Hsp40 参与的 UPP 途径将其清除。其中，CHIP 在维持细胞内蛋白含量平衡中发挥了重要作用[33]，并且研究证明异常聚集的 tau 蛋白是 CHIP 识别的特异性底物。那么铝导致的 tau 蛋白异常磷酸化的清除是否由 CHIP 参与，从而通过 UPP 途径完成呢？前期研究表明 CHIP 和 Hsp70 表达变化与细胞内由于三氯化铝导致的 tau 蛋白异常磷酸化聚集有关，提示铝导致的 tau 蛋白异常磷酸化调控可能是通过 CHIP 和 Hsp70 参与的 UPP 途径完成。MG132 处理 N2a 细胞染铝后发现细胞内异常磷酸化 tau 蛋白发生聚集，提示 $AlCl_3$ 导致的 tau 蛋白异常磷酸化的调控与 CHIP 参与的 UPP 相关，那么 CHIP 作为 UPP 途径调控铝致 tau 蛋白异常磷酸化中的关键分子是如何发挥作用的？

本研究拟通过对 N2a 细胞进行质粒转染，分别利用 CHIP 过表达和干扰构建质粒进行转染，通过 $AlCl_3$ 染毒后，检测 UPP 通路上的关键因子，以及总 tau 和各位点磷酸化 tau 蛋白表达的变化。同时利用免疫共沉淀和免疫荧光进一步证明 CHIP 与 tau 蛋白和各磷酸化位点在细胞水平的相互作用与共定位关系，阐明 CHIP 在铝致 tau 蛋白异常磷酸化中的具体机制。

11.4.1 细胞株

细胞株见 11.2.1 节。

11.4.2 实验方法

11.4.2.1 细胞培养

细胞培养见 11.2.2 节。

11.4.2.2 细胞染毒

细胞染毒见 11.2.2 节。

11.4.2.3 细胞转染及干预

选取对数生长期细胞接种于 6 孔板中进行转染，溶液 1：每孔中加入 183.75uL 无血清培养基+3.75μL lipofectamine 2000，其总体积为 187.5μL，温育 5min；溶液 2：每孔中加入 183.75μL 无血清培养基+3.75μL 质粒，其总体积为 187.5μL。将溶液 1 与溶液 2 混合，室温下放置 20min，与此同时，将 6 孔板中的细胞用 D-hanks 冲洗两遍后，加入 1125μL 无血清培养基。20min 后，将溶液 1 与溶液 2 的混合液加入孔中混匀。培养 6h 后，更换 MEM/FBS，转染 48h 后检测转染效率。

实验干预分为两部分：一是观察 CHIP 过表达对 tau 蛋白的影响，实验分组为：正常对照组，1mmol/L AlCl$_3$ 组，空质粒组，CHIP 质粒转染组，CHIP 质粒转染+1mmol/L AlCl$_3$ 组；二是观察 CHIP 干扰对 tau 蛋白的影响，实验分组为：正常对照组，1mmol/L AlCl$_3$ 组，CHIPshRNA 阴性对照组，CHIPshRNA 组，CHIPshRNA+1mmol/L AlCl$_3$ 组。其中转染组转染 48h，染铝组染铝 24h，转染+铝组转染 24h 添加 AlCl$_3$，再继续培养 24h，干预结束后，收取样品，进行后续实验。

11.4.2.4 Western blot 检测各蛋白表达水平

收取样品，提取细胞总蛋白，对蛋白样品定量至同一浓度，加入 5 × 上样缓冲液，沸水煮至变性，待用。取适当蛋白样品进行 Western blot 检测，结束电泳后，再将蛋白转至 PVDF 膜上，转膜时间为 73min，后将脱脂奶粉溶解于 TBST 溶液中，浓度为 5%，封闭 3h 后，加入已经适当稀释后的一抗 4℃孵育过夜。用 TBST 洗膜 3 次后加入相应比例的二抗于 37℃孵育 2h。用 TBST 再次清洗 3 次，将 ECL 发光液涂布于 PVDF 膜上，通过凝胶成像仪进行显影，并用 Quanity One-4.6.5 软件进行各组灰度值的检测。

11.4.2.5 统计方法

采用 SPSS 22.0 软件进行统计分析，计量资料经正态性检验符合正态分布者。多组组间均数比较采用单因素方差分析，组间两两比较采用 LSD 方法；质粒转染组和 AlCl$_3$ 组对各组蛋白的影响分析采用 A×B 析因设计资料的方差分析；检验水准 $\alpha = 0.05$（双侧）。

11.4.3 结果

11.4.3.1 UPP 通路上关键蛋白 CHIP、Hsp70 及 Ub 的蛋白表达的变化

与 1mmol/L AlCl$_3$ 组相比，CHIP 质粒转染+1mmol/L AlCl$_3$ 组 CHIP 和 Ub 蛋白

表达显著增高（$P<0.05$）（见图 11-9）；CHIP shRNA+1mmol/L AlCl₃组 CHIP 和 Ub 蛋白表达显著降低（$P<0.05$）（见图 11-10），CHIP 与 AlCl₃染毒对 Ub 的表达变化中存在交互作用。

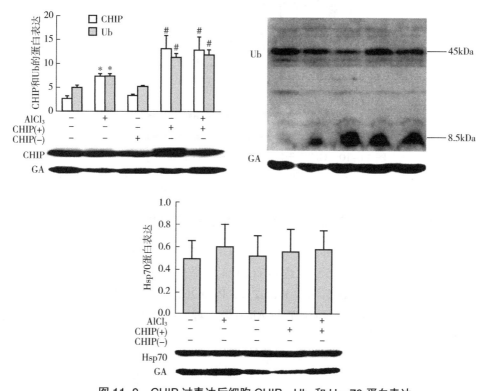

图 11-9　CHIP 过表达后细胞 CHIP、Ub 和 Hsp70 蛋白表达

AlCl₃（+/-）表示染铝与否；CHIP（+/-）表示分别转染 CHIP 质粒和空质粒。
*表示与对照组相比，$P<0.05$；#表示与 1mmol/L AlCl₃相比，$P<0.05$

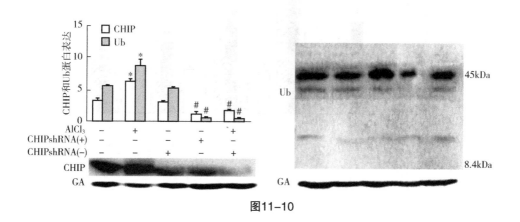

图11-10

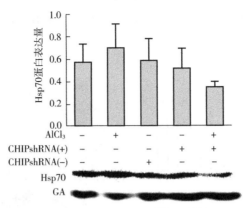

图 11-10   CHIP 干扰后细胞 CHIP、Ub 和 Hsp70 蛋白表达

$AlCl_3$（+/−）表示染铝与否；CHIPshRNA（+/−）表示转染 CHIPshRNA 质粒和阴性对照。
*表示与对照组相比，$P<0.05$；#表示与 1mmol/L $AlCl_3$ 相比，$P<0.05$

11.4.3.2   tau 蛋白及各磷酸化位点 tau 蛋白表达的变化

与 1mmol/L $AlCl_3$ 组相比，过表达 CHIP 质粒转染+1mmol/L $AlCl_3$ 组中 P-tau231、P-tau262、P-tau396 表达均有明显的降低（$P<0.05$）（见图 11-11）；CHIPshRNA+1mmol/L $AlCl_3$ 组中 P-tau231、P-tau262、P-tau396 表达均有明显升高（$P<0.05$）（见图 11-12），且 CHIP 与 $AlCl_3$ 染毒对 P-tau231、P-tau262、P-tau396 表达变化中存在交互作用。

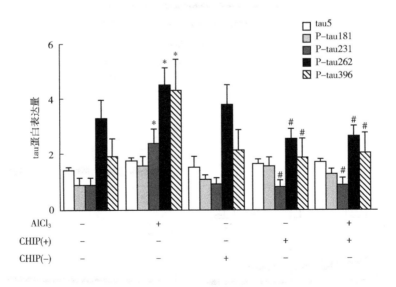

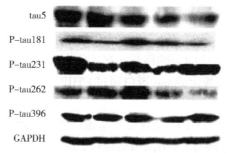

图 11-11　CHIP 过表达后细胞总 tau 蛋白和各磷酸化位点蛋白表达

AlCl₃（+/-）表示染铝与否；CHIP（+/-）表示分别转染 CHIP 质粒和空质粒。

*表示与对照组相比，$P<0.05$；#表示与 1mmol/L AlCl₃ 组相比，$P<0.05$

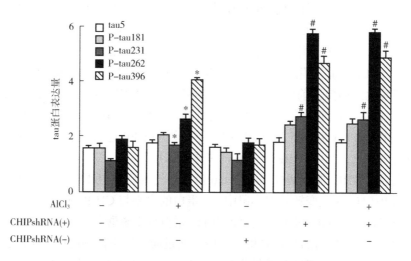

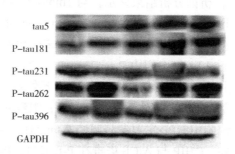

图 11-12　CHIP 干扰后细胞总 tau 和各磷酸化位点蛋白表达

AlCl₃（+/-）表示染铝与否；CHIPshRNA（+/-）表示 CHIP 干扰与否。

*表示与对照组相比，$P<0.05$；#表示与 1mmol/L AlCl₃ 组相比，$P<0.05$

11.4.4 讨论

铝是公认的神经毒物，其对神经系统的损害可能与 tau 蛋白异常磷酸化有关。

职业人群研究和小鼠动物实验均显示铝致认知功能障碍的机制可能与 tau 蛋白异常磷酸化有关。而铝导致 tau 蛋白异常磷酸化的作用机制目前尚不明确。UPP 通路是调控 tau 蛋白异常磷酸化的关键环节。在正常生理条件下，细胞内可溶性 tau 蛋白主要由 UPP 降解，磷酸化的 tau 蛋白通过 CHIP 被泛素化后进入经典的 UPP 降解方式[34]。

研究发现，在 UPP 中，CHIP 是移除异常蛋白的关键因子，通过泛素活化酶 E1、泛素结合酶 E2、泛素连接酶 E3 的酶级联反应，泛素与需要被降解的底物蛋白发生共价结合，随后由 26S 蛋白酶体对泛素结合的底物蛋白进行降解，CHIP 是 E3 泛素连接酶，能够与 Hsp70/Hsp90 结合促进底物蛋白 tau 蛋白的泛素化。那么 UPP 通路是否参与了铝致 tau 蛋白异常磷酸的调控作用？本研究中发现与 1mmol/L AlCl₃ 组相比，CHIP 质粒转染 +1mmol/L AlCl₃ 组 CHIP、Ub 均有显著升高，CHIP shRNA+1mmol/L AlCl₃ 组中 CHIP 和 Ub 蛋白表达含量显著降低，同时，CHIP 与 AlCl₃ 染毒在 Ub 表达变化中存在交互作用，提示 Ub 参与了铝致 N2a 细胞中 tau 蛋白异常磷酸化的调控。前期结果证明，经不同浓度 AlCl₃ 染毒 N2a 细胞，CHIP 和 Ub 蛋白的表达量均随染毒剂量的增加而升高，李瑞等人认为职业铝接触人群中高血铝组 CHIP 和 Ub 明显高于低血铝组水平，说明 UPP 途径可能参与调控铝致 tau 蛋白异常磷酸化，其中 CHIP 可能发挥了重要作用。

研究提示 CHIP 能够调控细胞中 tau 蛋白的泛素化堆积和降解，并且在 AD 患者脑内和 P301Ltau 突变转基因小鼠中 tau 蛋白的水平与 CHIP 的表达水平相关。体内研究结果显示，CHIP 过表达能够促进 tau 蛋白异常磷酸化降解，小鼠中 CHIP 基因的敲除导致 tau 蛋白的异常聚集。本研究通过质粒转染使细胞中 CHIP 过表达或干扰，AlCl₃ 染毒后，析因分析结果显示，与 1mmol/L AlCl₃ 组相比，CHIP 质粒转染 +1mmol/L AlCl₃ 组中，P-tau231、P-tau262、P-tau396 蛋白的表达含量明显下降，说明 CHIP 过表达能够促进铝致 N2a 细胞中异常磷酸化 tau 蛋白聚集减少；反之，在 CHIPshRNA+1mmol/L AlCl₃ 组中 P-tau231、P-tau262、P-tau396 蛋白的表达含量明显升高，则提示由于 CHIP 蛋白表达减少，铝导致 N2a 细胞中 tau 蛋白异常磷酸化的堆积。前期研究中，蛋白酶体活性被抑制后，铝致 tau 蛋白异常磷酸化的聚集明显增加，在 N2a 细胞中 UPP 主要参与调控 P-tau231、P-tau262、P-tau396 位点的结果是一致的。此外，CHIP 与 AlCl₃ 染毒在 P-tau231、P-tau262、P-tau396 表达变化中存在交互作用，说明 CHIP 参与了 AlCl₃ 导致的 N2a 细胞中 tau 蛋白异常磷酸化的调控，并且主要参与了 P-tau231、P-tau262、P-tau396 蛋白异常磷酸化的调控。两组中 P-tau181 的表达含量并没有出现明显的变化，P-tau181 位点蛋白表达在 CHIP 过表达或干扰和染铝中没有交互作用，也未与 UPP 通路的关键分子发生相互作用，提示 N2a 细胞中 P-tau181 位点磷酸化调控不曾通过 UPP 完成。李瑞等通过职业铝接触人群研究认为高血铝组 P-tau181、P-tau231 浓度明显高于低血铝组，贾志建等人认为在人源性 SH-SY5Y 细胞中 P-tau181、P-tau231 表达随着染铝浓度的升高而增加，故猜测不同磷酸化位点的调控可能与种属相关。

本研究通过对 N2a 细胞进行 $AlCl_3$ 染毒和质粒转染使细胞中 CHIP 表达情况不同，$AlCl_3$ 引起的 UPP 通路上关键分子以及 P-tau231、P-tau262、P-tau396 蛋白表达也随之发生变化，说明 CHIP 介导的 UPP 参与了铝致 N2a 细胞中 tau 蛋白异常磷酸化的调控，并且 CHIP 主要参与了 P-tau231、P-tau262、P-tau396 位点的调控。由于 CHIP 含有不同的功能结构域，因此具有不同的生理功能，故 CHIP 不同结构参与调控铝致 N2a 细胞中 tau 蛋白异常磷化的机制需进一步研究。

参考文献

[1] Kim S M, Yoon S Y, Choi J E, et al. Activation of eukaryotic initiation factor-2 α -kinases in okadaic acid-treated neurons[J]. Neuroscience, 2010, 169（4）：1831-1839.

[2] Tramutola A, Di Domenico F, Barone E, et al. It is all about（U）biquitin：role of altered ubiquitin-proteasome system and uchl1 in Alzheimer disease[J]. Oxid Med Cell Longev, 2016（7）：1-12.

[3] Gong C X, Iqbal K. Hyperphosphorylation of microtubule-associated protein tau：a promising therapeutic target for Alzheimer disease[J]. Curr Med Chem, 2008, 15（23）：2321-2328.

[4] Castro-Alvarez J F, Uribe-Arias S A, Mejía-Raigosa D, et al. Cyclin-dependent kinase 5, a node protein in diminished tauopathy：a systems biology approach[J]. Front Aging Neurosci, 2014, 6：232.

[5] Wang X, Blanchard J, Kohlbrenner E, et al. The carboxy-terminal fragment of inhibitor-2 of protein phosphatase-2A induces Alzheimer disease pathology and cognitive impairment[J]. FASEB J, 2010, 24（11）：4420-4432.

[6] Lee M J, Lee J H, Rubinsztein D C. Tau degradation：the ubiquitin-proteasome system versus the autophagy-lysosome system[J]. Prog Neurobiol, 2013, 105：49-59.

[7] Buée L, Bussière T, Buée-Scherrer V, et al. Tau protein isoforms, phosphorylation and role in neurodegenerative disorders[J]. Brain Res Brain Res Rev, 2000, 33（1）：95-130.

[8] Ebneth A, Godemann R, Stamer K, et al. Overexpression of tau protein inhibits kinesin-dependent trafficking of vesicles, mitochondria, and endoplasmic reticulum：implications for Alzheimer's disease[J]. J Cell Biol, 1998, 143（3）：777-794.

[9] Hirokawa N. Microtubule organization and dynamics dependent on microtubule-associated proteins[J]. Curr Opin Cell Biol, 1994, 6（1）：74-81.

[10] Iqbal K, Grundke-Iqbal I. Ubiquitination and abnormal phosphorylation of paired helical filaments in Alzheimer's disease[J]. Mol Neurobiol, 1991, 5（2-4）：399-410.

[11] Sun Z K, Yang H Q, LU G Q, et al. The effects of LiCl on Tau phosphorylation induced by β -amyloid peptide[J]. Chinese Pharmacological Bulletin, 2008, 24（1）：24-28.

[12] Janssens V, Goris J. Protein phosphatase 2A：a highly regulated family of serine/threonine phosphatases implicated in

cell growth and signalling[J]. Biochem J, 2001, 353（3）：417-439.

[13] Sontag E. Protein phosphatase 2A：the Trojan Horse of cellular signaling[J]. Cell Signal, 2001, 13（1）：7-16.

[14] Lechward K, Awotunde O S, Swiatek W, et al. Protein phosphatase 2A：variety of forms and diversity of functions[J]. Acta Biochim Pol, 2001, 48（4）：921-933.

[15] Virshup D M. Protein phosphatase 2A：a panoply of enzymes[J]. Curr Opin Cell Biol, 2000, 12（2）：180-185.

[16] Cross D A, Alessi D R, Cohen P, et al. Inhibition of glycogen synthase kinase-3 by insulin mediated by protein kinase B[J]. Nature, 1995, 378（6559）：785-789.

[17] Iqbal K, Alonso A C, Chen S, et al. Tau pathology in Alzheimer disease and other tauopathies[J]. Biochim Biophys Acta, 2005, 1739（2-3）：198-210.

[18] Glickman M H, Ciechanover A. The ubiquitin-proteasome proteolytic pathway：destruction for the sake of construction[J]. Physiol Rev, 2002, 82（2）：373-428.

[19] Yen S S. Proteasome degradation of brain cytosolic tau in Alzheimer's disease[J]. Int J Clin Exp Pathol, 2011, 4（4）：385-402.

[20] Hatakeyama S, Matsumoto M, Kamura T, et al. U-box protein carboxyl terminus of Hsc70-interacting protein （CHIP） mediates poly-ubiquitylation preferentially on four-repeat Tau and is involved in neurodegeneration of tauopathy[J]. J Neurochem, 2004, 91（2）：299-307.

[21] Goryunov D, Liem R K. CHIP-ping away at tau[J]. J Clin Invest, 2007, 117（3）：590-592.

[22] Dickey C A, Patterson C, Dickson D, et al. Brain CHIP：removing the culprits in neurodegenerative disease[J]. Trends Mol Med, 2007, 13（1）：32-38.

[23] Kosik K S, Shimura H. Phosphorylated tau and the neurodegenerative foldopathies[J]. Biochim Biophys Acta, 2005, 1739（2-3）：298-310.

[24] Lee M J, Lee J H, Rubinsztein D C. Tau degradation：the ubiquitin-proteasome system versus the autophagy-lysosome system[J]. Prog Neurobiol, 2013, 105：49-59.

[25] Sahara N, Murayama M, Mizoroki T, et al. In vivo evidence of CHIP up-regulation attenuating tau aggregation[J]. J Neurochem, 2005, 94（5）：1254-1263.

[26] Shimura H, Schwartz D, Gygi S P, et al. CHIP-Hsc70 complex ubiquitinates phosphorylated tau and enhances cell survival[J]. J Biol Chem, 2004, 279（6）：4869-4876.

[27] Kisselev A F, Callard A, Goldberg A L. Importance of the different proteolytic sites of the proteasome and the efficacy of inhibitors varies with the protein substrate[J]. J Biol Chem, 2006, 281（13）：8582-8590.

[28] Hershko A, Heller H, Elias S, et al. Components of ubiquitin-protein ligase system. resolution, affinity purification, and role in protein breakdown[J]. J Biol Chem, 1983, 258（13）：8206-8214.

[29] 李瑞. 职业铝接触对作业工人 tau 蛋白磷酸化的影响及作用[D]. 太原：山西医科大学, 2016.

[30] Weissman A M. Themes and variations on ubiquitylation[J]. Nat Rev Mol Cell Biol, 2001, 2（3）：169-178.

[31] McDonough H, Patterson C. CHIP：a link between the chaperone and proteasome systems[J]. Cell Stress Chaperones, 2003, 8（4）：303-308.

[32] Dickey C A, Yue M, Lin W L, et al. Deletion of the ubiquitin ligase CHIP leads to the accumulation, but not the aggregation, of both endogenous phospho- and caspase-3-cleaved tau species[J]. J Neurosci, 2006, 26（26）：6985-6996.

[33] Murata S, Minami Y, Minami M, et al. CHIP is a chaperone-dependent E3 ligase that ubiquitylates unfolded protein[J]. EMBO Rep, 2001, 2（12）：1133-1138.

[34] Yen S S. Proteasome degradation of brain cytosolic tau in Alzheimer's disease[J]. Int J Clin Exp Pathol, 2011, 4（4）：385-402.

常用缩略语中英文对照表

英文缩写	英文名称	中文名称
Al	aluminium	铝
MCI	mild cognitive impairment	轻度认知功能障碍
CI	cognitive impairment	认知功能损害
EFSA	european food safety authority	欧洲食品安全局
AD	alzheimer disease	阿尔茨海默病
Aβ	β-amyloid protein	β-淀粉样蛋白
MAP	microtubule-associated protein	微管相关蛋白
NFT	neurofibrillary tangle	神经原纤维缠结
ChAT	choline acetyl transferase	胆碱乙酰化酶
AchE	acetylcholinesterase	乙酰胆碱酯酶
NFTs	neurofibrillary tangles	神经原纤维缠结
BSF	benign senescent forgerfulness	良性老年性健忘症
CDR	clinical dementia rating	临床痴呆评定量表
GDS	geriatric depression scale	老年抑郁量表
AAMI	age-associated memory impairment	年龄相关性记忆障碍
AACD	age-associated cognitive decline	年龄相关性认知下降
ARCD	age-related cognitive delince	增龄相关认知下降
MCD	mild cognitive disorder	轻度认知损害
MND	mild neurocognitive disorder	轻度神经认知损害
IADL	instrumental activities of daily living	日常生活行为量表
CSF	cerebro-spinal fluid	脑脊液
APP	amyloid precursor protein	淀粉样前体蛋白
MMSE	mini-mental state examination	简短精神状态量表
CDT	clock-drawing test	画钟测验
DST	digit-span test	数字广度测试
DSFT	digit span forward test	顺序测试
DSBT	digit span backward test	倒序测试

FOME	fuld object memory evaluation	物体记忆测验
SRT	simple reaction time	简单反应时
SRTF	fastest of simple reaction time	简单反应时最快值
SRTS	slowest of simple reaction time	简单反应时最慢值
aMCI	amnesia mild cognitive impairment	遗忘型轻度认知功能障碍
non-aMCI	non-amnestic mild cognitive impairment	非遗忘型轻度认知功能障碍
MWM	morris water maze	Morris 水迷宫实验
PNT	place navigation test	定位航行实验
ELN	escaping latency	逃避潜伏期
SPT	spatial probe test	空间探索实验
SDT	step-down test	跳台实验
LN	latency	潜伏期
EN	error number	错误次数
PAT	passive avoidance test	避暗实验
DE	dialysis encephalopathy	透析性脑病
LTP	long-term potentiation	长时程增强
GVD	granulovacuolar degeneration	空泡样变形
PHF	paired helical filaments	成对的螺旋长丝
ALS	amyotrophic lateral sclerosis,	肌萎缩侧索硬化症
DS	down syndrome,	唐氏综合征
SF	straight filament	束状纤丝
PDPK	proline-directed protein kinase	脯氨酸蛋白激酶
TPK	tyrosine protein kinase	酪氨酸蛋白激酶
CaMK-Ⅱ	calcium/calmodulin-dependent protein kinase Ⅱ	钙/钙调素依赖性蛋白激酶-Ⅱ
GSK-3	glycogen synthase kinase-3	糖原合酶激酶-3
CDK5	cyclin-dependent kinase5	细胞周期蛋白依赖性激酶5
MAPKs	mitogen activated protein kinases	丝裂原活化蛋白激酶
ERK	extracellular regulated protein kinases	细胞外调节蛋白激酶
JNK	c-Jun n-terminal kinases	c-Jun 氨基末端激酶
MAPKKK，MEKK	MAP kinase kinase kinase	MAPK 激酶的激酶
MAPKK，MEK	MAP kinase kinase,	MAPK 激酶
UPS	ubiquitin-proteasome system	泛素-蛋白酶体系统
CHIP	carboxyl terminus of Hsp70-interacting protein	70羧基末端相互作用蛋白

HSP	heat shock proteins	热休克蛋白家族
UPP	ubiquitin-proteasome pathway	泛素-蛋白酶体通路
TPR	tetratricopeptide repeat	氨基端的TPR
E3	ubiquitin ligases	泛素连接酶
E1	ubiquitin-activating enzyme	泛素活化酶
E2	ubiquitin-conjugating enzymes	泛素结合酶
E3	ubiquitin-protein ligases	泛素-蛋白连接酶
MAPT	microtubule-associated protein tau	微管相关蛋白tau
MBD	microtubule-binding domain	微管结合结构域
Ub	ubiquitin	泛素
DUB	deubiquitinating enzyme	去泛素化酶
PSM	proteasome	蛋白酶体
SP	senile plaque	老年斑
PHFs	paired helical filaments	双股螺旋细丝
Ser	serine	丝氨酸
Thr	threonine	苏氨酸
PKA	protein kinase A	蛋白激酶A
PKC	protein kinase C	蛋白激酶C
PP2A	protein phosphatase-2A	蛋白磷酸酯酶-2A
PP2B	protein phosphatase-2B	蛋白磷酸酯酶-2B
PPC	protein phosphatase C	蛋白磷酸酯酶-C
Hsp70	heat shock protein 70	热休克蛋白70